Die heilsame Kraft des AYURVEDA

ANIKA PATEL

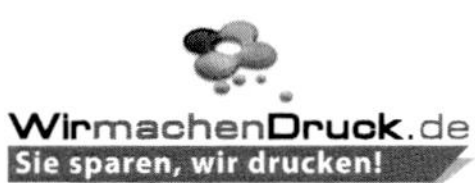

Alle Ratschläge in diesem Buch wurden vom Autor und vom Verlag sorgfältig erwogen und geprüft. Eine Garantie kann dennoch nicht übernommen werden. Eine Haftung des Autors beziehungsweise des Verlags für jegliche Personen-, Sach- und Vermögensschäden ist daher ausgeschlossen.

Email: info@edition-lunerion.de
www.edition-lunerion.de

Psiana eCom UG
Berumer Str. 44
26844 Jemgum

INHALT

Weisheit des Lebens

Gutes und schlechtes Leben, glückliches und unglückliches Leben, das, was dem Leben zu- bzw. abträglich ist; das Maß des Lebens und seiner Komponenten und das Leben selbst – wo all das erklärt wird, das nennt man Ayurveda."
(Charaka Samhita)

Die jahrtausendealte indische Heilkunst gilt als das älteste Gesundheitssystem der Welt, das von der Weltgesundheitsorganisation (WHO) mittlerweile als traditionelle Medizin anerkannt wird. Die Überlieferungen in den Schriften der altindischen vedischen Hochkultur befassen sich mit dem Leben als Ganzes.

Dabei vereint das Ayurveda körperliche, mentale, psychische und spirituelle Aspekte und zielt darauf ab, Körper, Geist und Seele in ein Gleichgewicht zu bringen und Krankheiten damit vorzubeugen oder, wenn nötig, zu heilen. Im Zuge dessen berücksichtigt das Ayurveda nicht nur wichtige Faktoren wie Ernährung, Lebensweise und Umgebung, sondern auch die Lehre der drei Doshas, die eine zentrale Rolle in der ganzheitlichen Gesundheitslehre spielen. Dieses Buch richtet sich an all diejenigen unter Ihnen, die in die Welt der jahrtausendealten Heilkunst eintauchen und die Grundprinzipien des Gesundheitssystems der altindischen vedischen Hochkultur kennenlernen möchten.

In diesem Buch werden neben wichtigem Hintergrundwissen und theoretischen Grundlagen zu den ayurvedischen Prinzipien verschiedene Anleitungen, Übungen, Rezepte, praxisbezogene Tipps und Tricks präsentiert, die Ihnen helfen, Ihr Leben nach dem Wissen der alten ayurvedischen Lehren auszurichten. Die tiefen Einblicke in die vedische Heilkunst ermöglichen es Ihnen, die Zusammenhänge zwischen Ihrer Gesundheit und Ihrem körperlichen sowie geistigen Wohlbefinden und Ihrer Ernährung, Ihrer Lebensweise, den Jahres- und Tageszeiten sowie zwischen Krankheiten und Erkrankungen zu verstehen.

Aufgrund der verständlichen und praktischen Aufarbeitung der einzelnen, jeweils aufeinander aufbauenden Thematiken, sind diese als ein übersichtliches und anschauliches Format verpackt, das Ihnen detailliertes Wissen rund um die Welt des Ayurveda vermittelt.

Dieses Buch nimmt Sie nun mit auf eine Reise in die Welt der jahrtausendealten Heilkunst!

Hinweis: In diesem Buch finden Sie an verschiedenen Stellen QR-Codes, die Sie zu Audiodateien führen. Falls Sie keine Möglichkeit haben, diese zu scannen, können Sie alle Dateien auch über diesen Link finden: https://bit.ly/46IGTA1

Auf den Spuren des Ayurveda – eine uralte Tradition

DIE WURZELN DES AYURVEDA

Ayurveda ist eine **jahrtausendalte indische Heilkunst** und zugleich das **älteste, überlieferte Gesundheitssystem** der Welt. Der altindische Begriff Ayurveda stammt aus dem Sanskrit und bedeutet sinngemäß „Das Wissen vom Leben" (*Ayu* = Leben, *Veda* = Wissen/Wissenschaft). Außerdem entstammt der Begriff *ayus* dem Indogermanischen, was die Wurzel des deutschen Wortes „ewig" ist, weshalb er sich mit „langes Leben" oder „lange Zeit" übersetzen lässt und im ursprünglichen Sinn „Zeitspanne" bedeutet. Aus diesem Grund kann der Terminus Ayurveda auch mit „Wissenschaft von den Zeitspannen" übersetzt werden und bezieht sich damit einerseits auf die begrenzte, individuelle und vergängliche Zeit, die ein menschlicher Körper lebt, und andererseits auf die grenzenlose Dimension, der Ewigkeit im Menschen und dem zeitlosen Sein, das über den körperlichen Tod fortdauert. Die Seele bzw. das Selbst (*Atma*) nimmt an Geburt und Tod nicht Teil und ist nach der Auffassung des Ayurveda zeitlos, unbegrenzt, ewig, transzendent.

Der Terminus Ayurveda bezeichnet damit also das Wissen, die Wissenschaft bzw. die Weisheit des Lebens in seiner gesamten Reichweite: vom individuellen Leben, das zeitlich begrenzt ist, bis zum kosmischen, zeitlosen und unbegrenzten Sein, das dem eigenen Selbst entspringt.

Das Ayurveda ist eine **ganzheitliche Gesundheitslehre**, die sich mit dem Leben als Ganzes befasst und im Zuge dessen sowohl körperliche als auch mentale, psychische sowie spirituelle Aspekte vereint. Im Wesentlichen beschränkt sich das Wissen des Ayurveda also nicht einzig und allein auf die naturwissenschaftlichen Forschungen sowie den rationalen Erkenntnisgewinn, sondern bezieht vielmehr auch mentale sowie spirituelle Erfahrungswerte ein und wird so zu einer ganzheitlichen Heil- und Lebenskunde, die die Verknüpfung und Natur von Körper, Geist und Seele versteht und diese Verbindung in ihre Therapieansätze einbezieht.

Ayurveda ist also **keine alternative Heilmethode**, die eine schnelle Genesung verspricht, sondern vielmehr ein **Naturheilsystem**, das unseren Körper, unseren Geist und unsere Seele durch natürliche Mittel und Methoden **ins Gleichgewicht bringt** und Krankheiten vorbeugt und – wenn nötig – auch heilt. Von ayurvedischen Ärzten und Experten werden dabei die verschiedensten Faktoren berücksichtigt – zum Beispiel die Ernährung, das Bewusstsein, Stress im Arbeits- und Privatleben, unzureichende oder falsche Bewegung, das Umfeld, die individuelle Konstitution, persönliche Vorlieben sowie Abneigungen oder Medikamente.

Der Schlüssel, um den Zusammenhang zwischen Gesundheit und Krankheit zu verstehen, ist dabei das persönliche Gleichgewicht, das es entweder aufrechtzuerhalten oder wiederzuerlangen gilt. Sind die Kräfte und Elemente in uns im Gleichgewicht und schaffen wir es, gleichzeitig die Balance zwischen uns und den externen (also äußeren) Einflüssen (z. B. Jahreszeiten, Klima, Wohnort, Tageszeiten, Arbeitsbedingungen, Nahrungsmittel), die permanent auf uns einwirken, zu halten, sind wir gesund und bleiben es auch. Die ayurvedische Lehre weist uns dabei den Weg, mit dem wir zu gesundheitlicher, weltlicher sowie spiritueller Erfüllung finden. Im Rahmen dessen formuliert das Ayurveda vier fundamentale Lebensziele (*Purushartha*):

1. **Dharma** bezeichnet unseren wahren Lebenszweck bzw. die ethische Grundlage, nach der wir leben, die uns einen Sinn gibt und uns erfüllt. Trotz Aktivität fühlt sich Dharma wie eine positive Kraft und eine Energiequelle an. Dharma repräsentiert unsere Leidenschaft und unsere Bestimmung. Auf lange Sicht bringt es uns außerdem Stabilität, Ordnung, Harmonie, Tugendhaftigkeit, Zufriedenheit, Freude und Erleichterung.

2. **Kama** bezieht sich auf das Vergnügen, das die menschlichen Verhaltensweisen antreibt. Es beschreibt das Gefühl der Freude, des Glücks, der Sinnesbefriedigung und der inneren Erfüllung in unserem Leben. Dabei führt uns die richtige Art von Vergnügen zu unserem individuellen Dharma und hilft uns, dieses voller Leidenschaft zu erfüllen.

3. **Artha** symbolisiert die Sicherheit, die materielle Bequemlichkeit zu besitzen, die wir benötigen, um mit Leichtigkeit durchs Leben zu gehen. Dabei umfasst Artha nicht nur all das in unserem Umfeld, was uns ein erfülltes Leben ermöglicht, sondern auch die Mittel, um ein erfülltes Leben zu erreichen. Aus diesem Grund legt Artha das Fundament für Dharma und Kama, denn ohne Sicherheit und Wohlstand sind auch Sinnlichkeit sowie das moralische Leben schwierig.

4. **Moksha** repräsentiert unsere wahre Natur und beschreibt das, was wir wirklich sind. Aus diesem Grund beinhaltet es die Befreiung, die Emanzipation, die Freiheit von Unwissenheit, das Bewusstsein von der Einheit der höchsten Seele, die Freiheit vom Kreislauf von Wiedergeburt und Tod, die Selbstverwirklichung, die Selbsterkenntnis, die Beseitigung von Hindernissen sowie den Zugang zu unserem vollständigen Potenzial an Verständnis, Mitgefühl und Kreativität.

Der Ursprung des Ayurveda kann bis heute nicht exakt zeitlich fixiert werden, findet sich jedoch in der vedischen Hochkultur (altindische, in den Sanskrit-Schriften niedergelegte Kultur) des alten Indiens wieder, deren Blütezeit mehrere tausende Jahre zurückliegt. Ursprünglich wurde das Wissen der komplexen vedischen Heilkunst mündlich von Generation zu Generation weitergegeben, wobei die ersten schriftlichen Aufzeichnungen im Sanskrit verfasst wurden und über 5000 Jahre alt sind. Darin finden sich die ersten Beschreibungen von Pflanzen, Heilkräften und Mineralien wieder. Ayurvedische Ärzte und Gelehrte haben daraufhin über Jahrhunderte hinweg umfassendes Wissen über die richtige Ernährungsweise, die Gesundheitsvorsorgen sowie über das Erkennen und Heilen von Krankheiten gesammelt, sodass die traditionelle ayurvedische Medizin in der Summe **acht Bereiche** umfasst, zu denen die Innere Medizin, die Chirurgie, die Frauen- und Kinderheilkunde, die Toxikologie, die Sexualmedizin, die

Hals-Nasen-Ohren-Heilkunde, die Revitalisierung sowie die Gesundheitsförderung und die psychischen Erkrankungen gehören.

Obgleich sich die Wurzeln des Ayurveda sowohl historisch als auch geographisch betrachtet bis in die Zeit der vedischen Kulturepoche Altindiens zurückverfolgen lassen, sind die alten ayurvedischen Texte universell, zeitlos und gegenwärtig. Ihr Wissen besitzt überall Gültigkeit und kann im Sinne des Menschenwohls und der ihnen umgebenden Natur angewendet werden, wodurch das Ayurveda eine Brücke zwischen den alten Traditionen und den heutigen Bedürfnissen unserer modernen Welt schlägt. Damit schenkt uns die Heilkunst innovative sowie ganzheitliche Lebenskonzepte, mit denen wir unser Leben ganz neu gestalten können.

Ayurveda ist die Mutter aller Heilkünste und wird auch als **Ursprung der gesamten Naturheilkunde** betrachtet, da es die traditionellen asiatischen sowie antiken Medizinsysteme nachhaltig geprägt hat. Die damaligen Kulturnationen Griechenland, Italien und China wurden von Indien samt ihrer damaligen Hochburgen für Fortschritte und Gelehrsamkeit angezogen, sodass die Einflüsse der ayurvedischen Medizin heutzutage in einer Vielzahl von alten Heilwissenschaften aus anderen Kulturen unverkennbar sind und Parallelen zwischen der ayurvedischen, tibetischen und chinesischen Medizin sowie zwischen den Grundgedanken des Ayurveda und dem hippokratischen Eid (ärztliches Gelöbnis zur Einhaltung ethischer Leitsätze ärztlichen Handelns) aufzeigen.

Heutzutage wird Ayurveda an indischen Universitäten als alternatives Medizinsystem gelehrt. Auch Gesundheitszentren, Kliniken sowie speziell ausgebildete Ärzte weltweit praktizieren die traditionelle indische Medizin. Darüber hinaus erlangt das Ayurveda auch in Europa immer mehr Bekanntheit und findet so zum Beispiel als Wellness-Therapie mit Ölmassagen, in der individuellen Ernährungslehre, als verjüngende Kräuterrezepturen oder als ganzheitliche Medizin Anwendung.

Der individuelle Blickwinkel auf den Menschen sowie die Diversität der Therapieformen verleihen dem Ayurveda Lebensnähe und Sympathie. Dabei geht die Heilkunst auf persönliche Bedürfnisse, Neigungen und Abneigungen ein, erhebt gleichzeitig jedoch keinerlei dogmatischen, also hartnäckigen bzw. unflexiblen Anspruch auf das strikte Ausüben von Traditionen oder von außen diktierten Regeln. Vielmehr sucht sie die ganzheitliche Integration sowie die Umsetzung im alltäglichen Leben.

Ayurveda ist demnach äußerst praxisorientiert. Dadurch eignen sich die ayurvedischen Empfehlungen zum Leben und zur Gesundheit nicht nur für gesunde oder kranke Menschen, sondern auch für diejenigen, die berufstätig und/oder gestresst sind, sowie für ältere Menschen, Kinder oder Schwangere.

DER WESTLICHE LEIB-SEELE-DUALISMUS

Der französische Philosoph und Wissenschaftler **René Descartes** war der Überzeugung, dass der Körper durch das Gehirn als oberste Instanz gesteuert wird. Aus diesem Grund vertrat er die dualistische Theorie, dass Leib und Seele zwei voneinander getrennte, aber wechselwirkende Einheiten darstellen, und prägte damit die Art und Weise, wie die Menschen in der westlichen Welt noch bis heute über Körper und Geist denken.

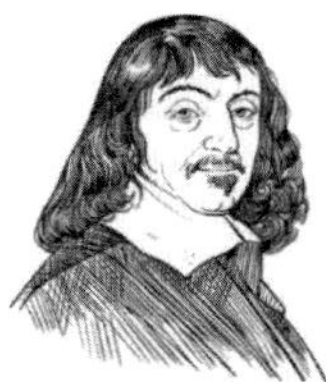

René Descartes (1596 bis 1650) war ein französischer Philosoph, Naturwissenschaftler und Mathematiker, der als Begründer des modernen frühneuzeitlichen Rationalismus (philosophische Strömung) gilt.

Grundsätzlich wird unter dem Leib-Seele-Dualismus verstanden, dass unser Körper, vor allem unser Gehirn, sowie unser Geist bzw. unsere Seele unterschiedliche Dinge oder Substanzen sind, woraus sich die Möglichkeit erschließt, dass sowohl Körper bzw. Gehirn als auch Geist bzw. Seele unabhängig voneinander existieren können. Im Gegensatz zum westlichen Verständnis von Descartes Leib-Seele-Theorie betrachtet das ganzheitliche System des Ayurveda **Körper, Geist und Seele als eine Einheit**, die **mit der Natur im direkten Austausch** steht. Im Kernstück der traditionellen ayurvedischen Literatur, dem Charaka Samhita, heißt es, dass *Ayur*, also das Leben, aus vier Komponenten besteht: dem physischen Körper, der Seele, dem Geist und den Sinnen.

Das **Charaka Samhita** ist die traditionelle ayurvedische Literatur und zugleich der älteste erhaltene ayurvedische Text. Die umfangreiche Abhandlung zum Ayurveda wurde vermutlich im 2. oder 3. Jahrhundert vor Christus verfasst.

Im Kontrast zu westlichen Systemen, die ihren Fokus zum größten Teil auf den physischen Körper richten, war der fundamentale Grundzug des Ayurveda schon immer ganzheitlich. Menschen werden nicht isoliert, sondern auf mehreren Ebenen betrachtet und das Augenmerk wird nicht nur auf ein einzelnes Symptom gerichtet. Vielmehr werden sowohl die körperlichen Gegebenheiten als auch der mentale Zustand einer Person in Betracht gezogen, wodurch das Ayurveda dem Menschen als komplexes Individuum gerecht wird und alle Aspekte des Lebens vereint – von den körperlich-materiellen Aspekten des Lebens bis hin zu den geistig-spirituellen. Damit ist das Ayurveda ein **umfassendes Medizin- und Gesundheitssystem**, bei dem, im Kontrast zur westlichen Medizin, die **Gesundheit** und nicht die Krankheit **im Mittelpunkt** steht. Aus westlicher Sicht ist Gesundsein meistens nichts weiter als die Abwesenheit von Krankheit, wobei Gesundheit im Ayurveda bedeutet, in Kontakt und in Harmonie mit sich selbst sowie mit seiner eigenen Umwelt zu leben.

Weiterhin wird Gesundheit untrennbar sowie im Einklang mit Liebe, Glück und spirituellem Wachstum gesehen und ist eine der grundlegendsten Voraussetzungen, um den höheren Zweck unseres Daseins zu erfüllen und ein glückliches und erfülltes Leben leben zu können. Im Zuge dessen wird der Körper mit einem Tempel gleichgesetzt, der ein Zuhause für die Seele darstellt. Das Wohlergehen des Körpers ist dabei eine wichtige Voraussetzung für die Selbstverwirklichung sowie die geistige Entwicklung. Nach ayurvedischer Auffassung ist unser individuelles Wohlergehen zudem mit dem Wohlergehen des Lebensreiches, der Gesellschaft sowie des Universums verbunden, wobei unser Überleben auf einem ungestörten sowie harmonischen Umfeld in einer gesunden Menschen-, Tier- und Pflanzenwelt basiert. Wir befinden uns also so lange in einem kraftvollen und ausgeglichenen Zustand, wie wir mit unserem wahren Selbst in Kontakt sind.

Aus ayurvedischer Perspektive gibt es dabei unterschiedliche Voraussetzungen für die Gesundheit, auf die im weiteren Verlauf des Buches noch einmal näher eingegangen wird:

- Ausgewogenheit der funktionellen körperlichen Prinzipien (die Doshas)
- Normalzustand von Gewebe (Dhatus)
- Stoffwechselvorgänge (Agni)
- Ausscheidungen (Malas)
- normale Motorik- und Sinnesfunktionen
- Wohlbefinden sowie Klarheit des Geistes
- eine glückliche Seele (Zustand von absoluter Freude, der weder durch Erfolg noch Misserfolg beeinflusst wird)

Krankheiten definiert das Ayurveda als eine **Disharmonie des inneren Gleichgewichts**. Diese Disharmonie beginnt immer dann, wenn unser natürlicher Gesundheitszustand, der auch als *Prakriti* bezeichnet wird, mit einem krankmachenden Faktor (z. B. Medikamente, Stress, falsche Ernährung, abnormale Ausprägungen der Jahreszeiten) in Kontakt tritt und unser Gleichgewicht daraufhin gestört wird.

Das heutige Ayurveda basiert in erster Linie auf der Philosophie der Samkya (eines der ältesten philosophischen Systeme Indiens), die eine ganzheitliche Denkweise lehrt und ihr Augenmerk auf die allgemeine Lebensförderung legt. Die Samkya-Philosophie betrachtet den Menschen als einen Mikrokosmos innerhalb eines Makrokosmos, also als einen kleinen, aber ganzen und untrennbaren Bestandteil im Universum. Dabei setzt sich der menschliche Geist aus denselben Elementen zusammen, die alles um uns herum erschaffen haben, wobei wir von denselben Kräften und Energien bewegt werden, von denen auch die Planeten, Sterne, Winde und Meere bewegt werden.

Die ayurvedische Philosophie ist demnach also relativ simpel: Genau wie beim Mond-, Sonnen- oder Gezeitenkreislauf funktionieren auch wir Menschen in einem Rhythmus.

Unser natürlicher Rhythmus gerät jedoch, zum Beispiel durch künstliche Lichtquellen, den Nahrungsmitteltransport um die ganze Welt oder unzählige Termine im Kalender, aus dem Gleichgewicht. Das Ziel des Ayurveda ist es nun, zwischen dem Mikro- und dem Makrokosmos (Mikrokosmos: Welt des winzig Kleinen; Makrokosmos: Welt des riesig Großen) eine Einheit zu schaffen und Körper, Geist und Seele zu vereinen. Leben wir nicht im Einklang mit unserem natürlichen Rhythmus, geraten Körper und Geist früher oder später aus dem Gleichgewicht, wobei eine Dysbalance in einem Bereich auch zu einer Dysbalance bzw. zu einem Ungleichgewicht in einem anderen Bereich führt. Bewegen wir uns entgegen unserem natürlichen Rhythmus, werden wir ausgebremst, fühlen uns müde, sind träge und vielleicht ängstlich oder sogar deprimiert.

Ayurvedische Grundlagen

DIE LEHRE DER DOSHAS

Aus ayurvedischer Sicht ist der Mensch, genau wie die Natur, aus den **fünf Grundelementen Luft, Wasser, Erde, Feuer und Äther (Raum)** aufgebaut. In unserem Organismus entsprechen diese fünf Elemente den **drei Lebensenergien** bzw. den **Doshas Vata, Pitta** und **Kapha**, die ihre Eigenschaften sowie ihr Funktionsprinzip aus den fünf Elementen ableiten.

Die Doshas sind **höchst dynamische Kräfte** und die **wichtigsten Prinzipien** der ayurvedischen Lehre. Sie repräsentieren die **Grundmuster der Natur** und sind **Bioprogramme**, von denen unser Leben bestimmt wird. Jeder von uns kommt dabei mit einer eigenen und **individuellen Dosha-Verteilung** auf die Welt, die sich jedoch im Laufe des Lebens verändern kann.

Dabei repräsentiert **Vata** die Elemente **Luft und Äther**, **Pitta** symbolisiert **Wasser und Feuer** und **Kapha** steht für **Wasser und Erde**, wodurch sich die drei Doshas also nicht nur in unserem Körper auswirken, sondern auch in der Pflanzen-, Tier- und Mineralwelt. Damit schaffen die Doshas zwischen unserer Innenwelt und der äußeren Umgebung eine Verbindung und berücksichtigen im Zuge dessen sowohl körperliche als auch psychische Merkmale und beschreiben Balance sowie Dysbalance.

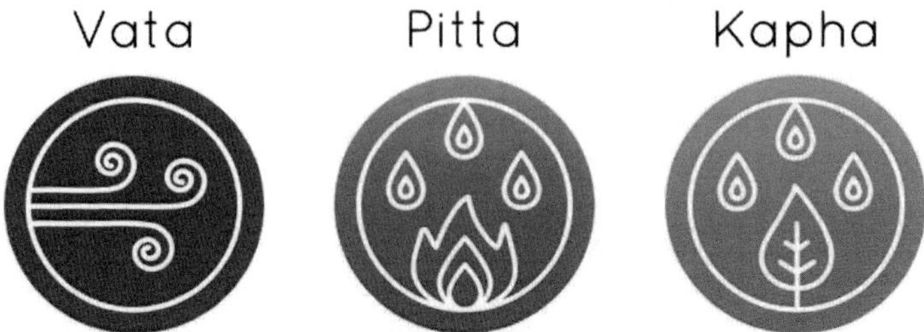

Entsprechend ihrer Zusammensetzung und Ausprägung beeinflussen die Doshas unsere körperlichen sowie psychischen Anlagen und bringen unser individuelles Naturell zum Ausdruck. Dabei kennzeichnen die Doshas unsere persönliche Konstitution und spiegeln sowohl unsere Wesenszüge (z. B. den Charakter), Fähigkeiten, Vorlieben und Talente als auch unsere geistigen sowie körperlichen Anlagen, unseren Körperbau sowie unser Verhalten wider.

Obgleich die Anteile der Doshas in uns **verschieden stark ausgeprägt** sein mögen, sind **alle drei Grundprinzipien stärker oder schwächer in uns vorhanden**, weshalb wir Menschen grundsätzlich **Mischtypen** (also eine individuelle Zusammensetzung aus allen Typen) sind. Diese Zusammensetzung kann wie folgt aussehen:

Variante 1 – Dominanz eines Typus

In der Regel liegt eine Dominanz von einem oder zwei Temperamenten vor, sodass wir bei einer **Pitta-Dominanz** vom **Pitta-Typen** bzw. **Pitta-Naturell**, bei einer **Kapha-Dominanz** vom **Kapha-Typen** bzw. **Kapha-Naturell** sowie bei einer **Vata-Dominanz** vom **Vata-Typen** bzw. **Vata-Naturell** sprechen.

Variante 2 – Dominanz zweier Typen

Sind zwei Grundprinzipien dominant, sprechen wir je nach Mischform vom **Pitta-Kapha-Typen/-Naturell, Vata-Pitta-Typen/-Naturell** oder dem **Kapha-Vata-Typen/-Naturell.**

Variante 3 – Dominanz aller drei Typen

Durchaus können auch alle drei Prinzipien dominant sein, wobei dann von einem **Vata-Pitta-Kapha-Typen/-Naturell** gesprochen wird.

Da unsere Persönlichkeit vom sogenannten **Tridosha-System** (ein die drei Doshas Vata, Pitta und Kapha betreffendes System) geprägt ist, bietet uns dieses eine wertvolle Orientierung, wenn wir herausfinden möchten, was uns und unserem Organismus guttut, ihn nährt und unterstützt. So sind beispielsweise bestimmte Lebensmittel und deren Zubereitungsweisen für den einen Dosha-Typen gesünder als für einen anderen, die diesem womöglich die Energie rauben und für ihn nur schwer verdaulich sind. Kennen wir unser individuelles Naturell und damit auch unsere persönliche Dosha-Zusammensetzung, leben wir mit uns selbst im Einklang, verbessern unseren Stoffwechsel sowie unser Wohlbefinden und erleichtern damit unser eigenes Leben. Im Zuge dessen liegt die Kunst des Lebens und des Genusses darin, die bereits vorhandenen Energien samt ihren Eigenschaften ausgewogen auszugleichen.

Weiterhin liegen die Doshas den Zyklen und Rhythmen der Natur zugrunde, weshalb sie sowohl die Tages- als auch die Jahreszeiten beeinflussen. Dabei steuern die Doshas jedoch nicht nur die äußerliche Welt, die wir wahrnehmen können, sondern darüber hinaus auch die Natur unseres Körper-Geist-Systems. Damit wirken die Kräfte der drei Doshas also in jedem lebenden Organismus und stellen die fundamentalen Schwingungsmuster sowie Regulationssysteme dar, die für alle körperlichen Prozesse und Funktionen verantwortlich sind. Die Doshas sind jedoch keineswegs statisch, sondern vielmehr dem natürlichen Wandel des Lebens unterworfen. Sie können also zu- oder abnehmen und uns somit je nach Alter, Tageszeit oder Jahreszeit stärker oder schwächer beeinflussen.

Bildlich gesprochen lassen sich die Doshas mit den Grundtönen eines Akkords vergleichen. Ein Akkord besteht aus 3 Noten und wird deshalb auch **Dreiklang** genannt. Wenn die einzelnen Saiten eines Instruments (z. B. einer Gitarre) harmonisch und gut gestimmt sind, ist der Dreiklang melodisch. Nach demselben Prinzip wirken sich auch die Doshas auf uns aus: Sind diese gut gestimmt, sind wir leistungsfähig, zuversichtlich, fühlen uns wohl, entfalten unsere Fähigkeiten, haben Freude am Leben und meistern die Aufgaben, die uns das Leben täglich stellt. Sobald diese Energien jedoch aus dem Gleichgewicht geraten, entsteht ein disharmonischer Dreiklang. Denken Sie hierbei an eine ungestimmte Gitarre, auf der die Akkorde nicht mehr so klingen, wie sie klingen sollten. Wir fühlen uns unwohl, sind verspannt, ernten Misserfolg, werden womöglich sogar krank, entwickeln nicht nur körperliche, sondern auch geistige Symptome und fühlen uns im wahrsten Sinne *verstimmt.*

Ziel der ayurvedischen Therapie ist es nun, das Gleichgewicht zwischen den Doshas zu erhalten bzw. wiederherzustellen. Dabei zeichnet sich jedes der drei Doshas durch ganz bestimmte Eigenschaften aus, die als *Gunas* bezeichnet werden. Sie bilden die Grundlage der ayurvedischen Psychologie und prägen unsere Persönlichkeit sowie unseren Charakter. Außerdem ergänzen sie sich in einem harmonischen Zusammenspiel und sorgen damit für ein individuelles Gleichgewicht.

Vata – das Prinzip der Bewegung und Veränderlichkeit

Grundsätzlich unterliegt Vata dem Katabolismus (dem abbauenden Stoffwechsel) als Teil des Stoffwechsels und wird in der Natur vom Wind verkörpert. Im Körper ist der Dickdarm der Hauptsitz von Vata, das für die Atmung, Bewegung, Spontanität, für Empfindungen, Emotionen sowie die Absorption der Nahrung im Darm sowie deren Ausscheidung zuständig ist. Außerdem ist Vata an sämtlichen körperlichen Nervenprozessen beteiligt.

In körperlichen Merkmalen kommt Vata durch feines Haar, eine schlanke, zierliche und schmale Statur, eine trockene, kühle sowie dünne Haut, oftmals kalte Hände und Füße, Feingliedrigkeit, einen trockenen Darm (harter Stuhlgang), die Neigung zu Gewichtsverlust, flinke und gestenreiche Bewegungen, ein schlechtes Gedächtnis, einen schwankenden Stoffwechsel, wechselhaften Appetit, die Neigung zu Verstopfungen und Blähungen sowie einen leichten und oftmals unterbrochenen Schlaf zum Ausdruck. Außerdem machen sich Menschen mit einem Vata-Naturell häufig Sorgen um ihre Gesundheit oder um ihre Verdauung. Sie lieben die Abwechslung und Bewegung im Leben, reisen gerne und verabscheuen Gleichförmigkeit und Routinen. Typische Merkmale sind zudem Feinfühligkeit, Mitgefühl, eine ausgeprägte Fantasie, Inspiration, Intuition, Begeisterungsfähigkeit, Kreativität, Flexibilität, Sensibilität, Unkonventionalität, Freiheit, Leichtigkeit, Vergesslichkeit, Zerstreutheit sowie eine rasche Auffassungsgabe.

Darüber hinaus zählen Beweglichkeit, Schnelligkeit, Leichtigkeit, Feinheit, Kälte, Trockenheit, Lockerheit, Flinkheit, Veränderlichkeit, ein unauffälliges Verhalten und Auftreten, Rauheit sowie eine schnelle Sprechweise zu den Eigenschaften von Vata, die im Körper hervorgerufen und aufrechterhalten werden. Ist Vata gestört, produziert es seine Eigenschaften in einem Übermaß, das in der Folge durch typische Vata-Störungen wie Schlafstörungen, Beschwerden des Bewegungsapparates, Erschöpfung, Trauer, Unstrukturiertheit (z. B. in der Denkweise), trockene Haut, Ängstlichkeit, Stressanfälligkeit, Chaos, Nervosität, eine schwankende Verdauung, ein labiles Immunsystem, Nervenreizungen, Rückenschmerzen, exzessives Reden, Sorgen oder einen frühzeitigen Alterungsprozess (z. B. durch ein frühes Auftreten von typischen Altersmerkmalen, wie z. B. Kreuzschmerzen) zum Ausdruck kommen kann.

Pitta – das Prinzip der Umwandlung und Energiegewinnung

Pitta entsteht aus den Elementen Feuer und einem kleinen Anteil Wasser. Es symbolisiert den Metabolismus (Stoffwechsel) und somit alle chemisch-biologischen Vorgänge innerhalb des Körpers, bei denen beispielsweise gewisse Stoffe in andere Stoffe umgewandelt oder gar gänzlich abgebaut werden. Außerdem ist Pitta für die Steuerung der Tätigkeiten des Verdauungssystems, der Abwehrkräfte, der Vitalität, der Hautpigmentierung, der Körpertemperatur, des Intellekts und der geistigen Fähigkeiten verantwortlich und lenkt darüber hinaus die Sehkraft sowie die Geschmeidigkeit und den Glanz der Haut.

Der Hauptsitz von Pitta befindet sich sowohl in der Leber als auch im Zwölffingerdarm. In körperlichen Merkmalen kommt Pitta durch eine kräftige und athletische Statue, eine mittlere Größe, Hautreizungen, eine hohe Schweißabsonderung, eine frische Gesichtsfarbe, die Neigung zu Leberflecken und Sommersprossen, einen starken und ausgeprägten Appetit, die Tendenz zu Durchfall, einen gereizten Magen, eine warme Körpertemperatur, eine gute Verdauung, früh ergrauendes und zurückgehendes Haar sowie ein klares und scharfes Gedächtnis zum Ausdruck.

Typische Merkmale für Menschen mit einer Pitta-Konstitution sind Kompetenz, Ehrgeiz, Anspruch, Verantwortungsbewusstsein, Zielorientiertheit, Stärke, Dynamik, Tapferkeit, Präzision bzw. Genauigkeit, Intelligenz, Kraft, Mut und Wettkampfverhalten. Außerdem verfügen Menschen mit einer Pitta-Dominanz über einen messerscharfen Verstand. Sie sind meist schlagfertig und humorvoll.

Befindet sich Pitta im Normalzustand, werden die Eigenschaften leicht, ölig, scharf, heiß, subtil, fließend, sauer, flüssig und durchdringend im Körper hervorgerufen und aufrechterhalten. Liegt jedoch eine Pitta-Störung vor, prägen sich die Pitta-Eigenschaften im Übermaß aus und kommen in Form von Krankheiten zum Ausdruck, deren Hauptsymptome diese Eigenschaften bilden. Hierzu zählen zum Beispiel Hautkrankheiten und -reizungen (z. B. gerötete und brennende Haut), eine Übersäuerung im Verdauungstrakt, Migräne, Gastritis (Magenschleimhautentzündung), Sodbrennen, Zahnfleischbluten, stark riechender Schweiß, Heißhunger, emotionale Reizbarkeit oder eine Überlastung im Kopf. Darüber hinaus zeigt sich ein Pitta-Ungleichgewicht durch Aggression, Ungeduld, Egozentrik (Ich-zentriertes Denken und Handeln), Kritiksucht (v. a. an andere Menschen gerichtet), Perfektionismus, innere Anspannung und ungezügelte Kraft.

Kapha – das Prinzip der Stabilität und Struktur

Kapha bildet sich aus den Elementen Erde und Wasser, repräsentiert den Anabolismus (Stoffaufbau) und ist damit für den Aufbau und Erhalt des Körpers, die Stabilität von Knochen-, Muskel- und Fettgewebe sowie für den Erhalt der Feuchtigkeit der Schleimhäute und der Gelenkschmiere verantwortlich. Sein Hauptsitz befindet sich im Bereich von Brust und Bronchien, der Kehle sowie im Kopfbereich.

In körperlichen Merkmalen zeigt sich Kapha durch einen festen, kräftigen und schweren Körperbau, eine eher langsame Verdauung, die Tendenz zu Übergewicht, volles Haar, große Augen, weiche bis ölige Haut, ein gutes Langzeitgedächtnis, häufig geringen Appetit, schweren und tiefen Schlaf und eine langsame Sprechweise. Außerdem werden Menschen mit einem ausgeprägten Kapha-Naturell nur selten krank. Wenn sie aber doch einmal krank werden, dann zumeist schwerwiegend.

Typische Merkmale für eine ausgeprägte Kapha-Konstitution sind Kraft, Großzügigkeit, Zufriedenheit, Sicherheit, Geduld, Widerstandskraft, der Wunsch nach Geborgenheit sowie wiederkehrende Gewohnheiten. Darüber hinaus zählen Schwere, Süße, Langsamkeit, Stabilität, Festigkeit, Öligkeit, Trägheit, Weichheit, Kälte, Feuchtigkeit, Beständigkeit, Trübheit, Schleimigkeit sowie Klebrigkeit zu den charakteristischen Kapha-Eigenschaften. Solange sich Kapha im Normalzustand befindet, produziert es diese Eigenschaften und hält sie aufrecht. Sobald Kapha jedoch gestört ist, erzeugt der Körper ein Übermaß an diesen Eigenschaften, die schwerwiegende Erkrankungen, wie eine Tumorbildung, Depression oder Diabetes mellitus, hervorrufen können. Daneben kann eine Ansammlung von Kapha in leichteren Fällen jedoch auch zu Antriebslosigkeit, Lustlosigkeit, Trägheit, Gier, Genusssucht, Schnupfen, verschleimten Nasennebenhöhlen, einer schweren Verdauung, Übergewicht oder Verschleimungen im Kopf- und Brustbereich (z. B. bei Schnupfen, was sich aber auch auf die Nase auswirken kann) führen.

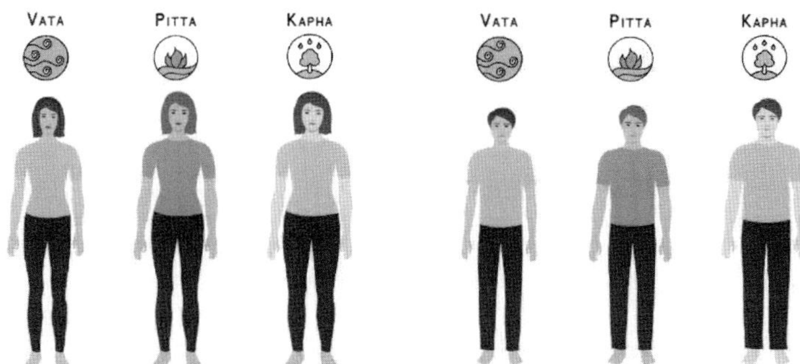

Das Gleichgewicht der Doshas

Grundsätzlich sind die Funktionen der drei Doshas aufeinander abgestimmt. Vereinfacht gesprochen ist Vata das Verteilungssystem unseres Körpers und erledigt alle Funktionen, die mit der Bewegung im Zusammenhang stehen. Im Gegensatz dazu ist Pitta das Wärmeregulierungssystem unseres Körpers und erzeugt aus der von uns aufgenommenen Nahrung Energie, die dann von Vata in unserem gesamten Körper verteilt wird. Kapha stellt wiederum das Baumaterial für unseren Körper, indem es einerseits Sekrete (z. B. Verdauungssäfte) erzeugt und für den Bau von neuen Zellen verantwortlich ist und andererseits das Wachstum des Fötus im Mutterleib unterstützt und die Zellerneuerung der Haut sowie des Verdauungstrakts übernimmt.

Die drei Lebensenergien werden permanent beansprucht und durch Nahrung und Atmung anschließend wieder aufgefüllt. Auf der einen Seite nehmen wir die fünf kosmischen Elemente in Form von feinstofflicher Energie (feine und bewegliche Form von Materie) durch die Atmung auf und auf der anderen Seite werden wir auch über die Nahrung mit den fünf Elementen versorgt, da jede Geschmacksrichtung (*Rasa*) die Doshas beeinflusst. Dabei sind die Balance und Ausgewogenheit der fünf Elemente, die sich in den Doshas wiederfinden, nicht nur für den Kosmos wichtig, um beispielsweise Fluten, Erdbeben oder Brände zu verhindern, sondern auch für unseren Körper, damit wir in Gesundheit und Harmonie leben können.

Wie bereits umrissen, sind die drei Dosha-Energien in jedem von uns vorhanden, wobei sich die Anteile der Doshas jeweils von Mensch zu Mensch unterscheiden. Jeder von uns kommt also mit einer individuellen Dosha-Konstitution, die auch *Prakriti* genannt wird, zur Welt.

Im Allgemeinen beschreibt der Begriff **Prakriti** die grundlegenden **Verhaltens- und Handlungsweisen**, die **Reaktionen** sowie **die innere Identität eines Menschen** und beschreibt damit unsere ureigene **Grundkonstitution**.

Unser Prakriti wird dabei in der Regel von einem oder zwei Doshas bestimmt, wobei auch alle drei Energien dominant sein können. Daraus ergeben sich die bereits erwähnten **sieben Grundtypen von Prakriti**: drei Grundtypen mit jeweils einem dominanten Dosha, drei weitere Grundtypen mit jeweils zwei dominanten Doshas sowie ein Grundtyp, bei dem alle drei Doshas ausgeglichen sind. Die vielfältigen Variationen, die dabei jedem der sieben Grundtypen zugrunde liegen, ergeben sich aus:

1. der unterschiedlich stark ausgeprägten Dominanz von einem Dosha,
2. der jeweiligen Dosha-Gewichtung bei einem gemischten Prakriti,
3. der verschieden stark ausgeprägten grundlegenden körperlichen sowie geistigen Energie, die wir als Folge unseres früheren Karmas von Geburt an mitbringen.

Prakriti symbolisiert dabei die natürliche Konstitution und grundlegende Natur des Körpers, die dazu tendiert, gesund und geordnet zu sein. Aufgrund von verschiedenen äußeren Faktoren wie dem Klima, dem geographischen Standort, der Nahrung, Stress oder der Lebensweise kann Prakriti jedoch gestört werden und in *Vikriti* umschlagen.

Vikriti ist das Gegenteil von Prakriti und bedeutet **Veränderung und Krankheit** und bezeichnet im Zuge dessen einen **ungesunden Zustand des Ungleichgewichts**, der mit subjektiven Symptomen des Unwohlseins einhergeht. In der Regel versucht unser Körper von Natur aus, in seinen natürlichen Zustand des Prakriti zurückzukehren. Wenn die äußeren Störfaktoren so stark sind und den natürlichen Zustand jedoch dauerhaft unterdrücken, bleibt Vikriti dementsprechend länger erhalten. Sobald der Zustand des Ungleichgewichts jedoch permanent wird, können Erkrankungen und weitere Störungen die Folge sein.

Da Vata in der Natur vom Wind symbolisiert wird, kann Vata-Vikriti zum Beispiel von windigem Wetter ausgelöst werden. Wir fühlen uns steif, sind unruhig, leiden unter einem trockenen Hals und haben Verstopfungen. Im Gegensatz dazu kann heißes Wetter Pitta-Vikriti hervorrufen. Wir schwitzen stark und produzieren dementsprechend starken Körpergeruch. Außerdem geht Pitta-Vikriti mit Pickeln, Ausschlägen und entweder übermäßigem oder mangelndem Durst und Hunger einher. Regnerisches und kaltes Wetter kann darüber hinaus zu Kapha-Vikriti führen und Schläfrigkeit, übermäßige Speichelbildung sowie einen süßlichen Geschmack im Mund verursachen.

Je nach unserem individuellen Prakriti vertragen wir die verschiedenen äußeren Umstände bzw. Faktoren besser oder schlechter als andere Menschen. Personen mit Vata-Prakriti sind so zum Beispiel gegenüber stürmischem Wetter empfindlicher als Menschen, die ein Pitta-Prakriti haben und wiederum empfindlicher gegenüber extremer Wärme und

Hitze sind. Menschen mit einem Kapha-Prakriti werden hingegen von regnerischem Wetter und langanhaltender Kälte stärker beeinflusst als Menschen, die anderen Konstitutionstypen zugeordnet werden können.

Um Prakriti-Störungen, die Vikriti hervorrufen, leichter und schneller erkennen zu können, werden die Vikriti-Symptome der einzelnen Doshas zum besseren Verständnis im Folgenden der Übersicht halber tabellarisch zusammengefasst:

Vata-Störung

- steifer Körper am Morgen
- Schlafstörungen und ruheloser Schlaf
- trockene Haut sowie blasser und fahler Teint
- trübe Augen
- trockener Hals und starkes Bedürfnis, etwas zu trinken
- grauer oder trüber Urin
- harter und dunkler Stuhlgang bis hin zu Verstopfungen
- Erschöpfungszustand, der nach Schlaf, Ruhe oder einem Bad verschwindet
- Schluckauf und häufiges Gähnen
- Ungeduld, Intoleranz, Gereiztheit, geringe Ausdauer

Pitta-Störung

- Pickel, Ausschläge, geröteter Teint, Herpes und rissige Haut
- gerötete Augen
- Überhitzungsgefühl und starkes Schwitzen, das mit Körpergeruch einhergeht
- gelber bis dunkelgelber Urin
- dünner Stuhlgang
- abnormaler Durst und Hunger, wobei exzessives Essen nicht ansetzt
- häufige Probleme mit dem Magen
- Unzufriedenheit und Wutausbrüche

Kapha-Störung

- feuchte Haut und glanzloser Teint
- weißliche Augen
- weißlicher Urin und Stuhlgang
- übermäßiger Speichelfluss und süßlicher Geschmack im Mund
- Kitzeln im Hals
- Kältegefühl
- Trägheitsgefühl und Schwierigkeiten beim Aufwachen am Morgen
- Schweregefühl und anhaltende Schläfrigkeit tagsüber
- gelegentliche Übelkeit, Niedergeschlagenheit sowie Depressionen

Obgleich sich die Vikriti-Symptome den einzelnen Konstitutionstypen zuordnen lassen, kann jeder Dosha-Typ ebenso Symptome eines anderen Typen aufweisen, insofern er sich mit enorm vielen Gewohnheiten, die einen anderen Dosha-Typen fördern, umgibt. So wird beispielsweise ein Pitta-Naturell, das sich nur noch in der Kälte aufhält, kalte Nahrung und trockene Lebensmittel zu sich nimmt und jeden Tag ohne Routinen und immer verschieden gestaltet, ebenso Vata-Symptome wie das Vata-Naturell entwickeln. Liegt der Pitta-Typ jedoch lange Zeit herum, vernachlässigt den Sport und nimmt fett-, zucker- und ölhaltige Lebensmittel sowie viele Milchprodukte zu sich, mündet dieses Verhalten mit großer Wahrscheinlichkeit in einem Kapha-Überschuss.

Nichtsdestotrotz kann ein Dosha-Überschuss **nicht bereits nach einem stressigen Tag und einer Mahlzeit** hervorgerufen werden, sondern erst dann, wenn wir **permanent entgegen unserer individuellen Konstitution leben**.

Ein Überschuss entsteht also durch eine **Häufung von Störfaktoren**, die sich negativ auf unsere Konstitution auswirken und in ihrer **kombinierten Gänze** schließlich zu einem **Überschuss** führen.

An dieser Stelle greift das Konzept des Ayurveda, das zum einen darin unterstützt, zu unserer eigenen Urenergie zurückzufinden und diese auf kreative Art und Weise auszuleben, und uns zum anderen darin bestärkt, das Gleichgewicht der Dreierwaage von Vata, Pitta und Kapha aufrechtzuerhalten. Das Ayurveda gibt uns dafür das Werkzeug an die Hand, sodass wir auf die Einflüsse, die jeden Tag auf uns einwirken, adäquat und erfolgreich reagieren und diese meistern können. Darüber hinaus gibt es einige erste und grundlegende Ansätze, die aufzeigen, wie man entsprechend seines Doshas bzw. seiner Dosha leben und den aktuellen Ist-Zustand ausgleichen kann.

Die persönlichen Empfehlungen basieren dabei auf den zwei elementaren Leitsätzen des Ayurveda: **„Gegensätze gleichen sich aus"** und **„Gleiches stärkt Gleiches".** Die feurige Eigenschaft von einem Pitta-Naturell (z. B. Temperament) wird zum Beispiel durch einen heißen Sommertag in der prallen Sonne weiter angeheizt (Gleiches stärkt Gleiches), wohingegen ein Besuch im Freibad das hitzige Temperament abkühlen würde (Gegensätze gleichen sich aus).

Um **Dosha-Störungen ausgleichen** zu können, empfiehlt das Ayurveda folgende, den Doshas zugeordnete Empfehlungen:

Empfehlungen zum Ausgleich der Doshas:

Vata ausgleichende Maßnahmen

- Vermeidung roher, kalter, zu leichter, zu trockener und knuspriger Mahlzeiten
- Bevorzugung gekochter, warmer, leicht verdaulicher und aufbauender Nahrungsmittel, die eine süßliche, salzige oder saure Geschmackskomponente beinhalten
- Bevorzugung warmer Getränke
- Regelmäßigkeiten beim Essen, vorzugsweise in einer entspannten und ruhigen Atmosphäre
- Bevorzugung warmer und feuchter Gerichte sowie verdauungsfördernder Gewürze
- Beibehaltung eines regelmäßigen Tages- und Nachtrhythmus, ausreichend Schlaf
- Integration wichtiger Entspannungspausen in den Alltag
- Ausgestaltung der ersten Stunde am Tag in einer ruhigen Umgebung
- Etablierung einer Morgenroutine, z. B. eine Schläfenmassage und eine ausgiebige Dusche
- Auskühlung vermeiden: warm anziehen (je nach Jahreszeit kann dies unterschiedlich aussehen), warmes Wasser trinken, ggf. auch eine Wärmflasche benutzen
- allgemein ausgleichende Eigenschaften, z. B.: stabil, feucht, flüssig, schwer, schleimig, heiß

Diese ausgleichenden Eigenschaften können und sollten sich idealerweise in der Ernährung wiederfinden, z. B. durch Suppen, Saucen und Eintöpfe (s. Kapitel „Ernährung für Vata")

Pitta ausgleichende Maßnahmen

- Regelmäßigkeit beim Essen & Trinken und kein Auslassen von Mahlzeiten
- Vermeidung scharfer und saurer Speisen
- Bevorzugung von kalten und lauwarmen Speisen, bitterem und süßem Gemüse sowie bitteren, herben und süßen Geschmacksrichtungen
- geringer Salzkonsum und geringer Ölgehalt in Lebensmitteln
- Konsum ausreichend bitterer Lebensmittel und Verzehr kühlender Nahrungsmittel, z. B. Fenchel, Koriander, Ghee, Artischocken, kühle Teesorten
- Vermeidung übermäßiger Hitze
- Sport an der frischen Luft, wenn es nicht zu warm draußen ist
- Unternehmungen in der Natur, wie Wanderungen und lange Spaziergänge (idealerweise an kühlen Tagen)
- allgemein ausgleichende Eigenschaften, z. B.: kalt, stabil, schwer, schleimig

Diese ausgleichenden Eigenschaften können und sollten sich idealerweise in der Ernährung wiederfinden, z. B. durch Fenchel, Kartoffeln und kühle Tees (s. Kapitel „Ernährung für Pitta")

Kapha ausgleichende Maßnahmen

- Verzehr leichterer und warmer Speisen mit einer Vielzahl an Gewürzen sowie bitteren, herben und scharfen Geschmacksrichtungen
- Vermeidung von Milchprodukten und rohen, kalten, schleimigen und schweren Speisen
- Verzicht von Zwischenmahlzeiten und zu spätem Essen am Abend
- kleinere Nahrungsportionen
- Priorisierung von schweißtreibenden Eigenschaften, ausreichend Bewegung und Aktivität
- Meidung von Schlafeinheiten am Tag und zu langem Schlafen in der Nacht
- häufige Variation der Routinen
- allgemein ausgleichende Eigenschaften, z. B.: leicht, trocken, beweglich, scharf

Diese ausgleichenden Eigenschaften können und sollten sich idealerweise in der Ernährung wiederfinden, z. B. durch Salat, heißer Ingwertee und scharfe Gewürze (s. Kapitel „Ernährung für Kapha").

Ayurveda ist auf den Elementen aufgebaut, wobei die Elemente wiederum das Fundament der Doshas darstellen und sich ihre Eigenschaften somit auch in den verschiedenen Doshas widerspiegeln. Aus diesem Grund werden die einzelnen Konstitutionstypen von unterschiedlichen Faktoren beeinflusst und neigen in der Folge sowohl zu ganz bestimmten körperlichen und mentalen Merkmalen als auch zu gewissen Störungsbildern. Der Blick auf Prakriti und die Erklärungen beziehungsweise Beschreibungen der einzelnen Doshas unterstützt uns dabei, uns selbst zu reflektieren, unsere Stärken und Schwächen besser einzuschätzen und unsere individuellen Tendenzen und Anforderungen auf körperlicher und psychischer Ebene tiefgreifender zu verstehen. Mit diesem Hintergrundwissen sind wir in der Lage, spezifischer auf unsere eigene, einzigartige Konstitution einzugehen und bestimmten Neigungen zu gewissen Krankheiten und Erkrankungen frühzeitig entgegenzuwirken, wie z. B. durch den Lebensstil und die Ernährung.

Damit wir unseren individuellen Bedürfnissen entsprechend nach den ayurvedischen Lehren leben können, müssen wir jedoch zunächst einmal unseren Konstitutionstypen bestimmen.

Der Dosha-Test

Um herauszufinden, welches Dosha – oder vielleicht auch mehrere Doshas – bei Ihnen dominiert bzw. dominieren, können Sie die untenstehenden Fragen zu jedem Konstitutionstypen beantworten, indem Sie bei jeder Frage in der rechten Spalte die entsprechende Punktzahl eintragen. Abschließend rechnen Sie die einzelnen Punkte zu einer Gesamtpunktzahl der jeweiligen Dosha-Typen zusammen. Das Dosha, bei dem Sie die größte Punktzahl aufweisen, dominiert bei Ihnen am stärksten.

Punktzahlen: 1 = überhaupt nicht zutreffend, 2 = eher nicht zutreffend, 3 = teilweise zutreffend, 4 = eher zutreffend, 5 = voll und ganz zutreffend

Vata	
1. Ich habe einen schlanken und zierlichen Körperbau und mir fällt es schwer, zuzunehmen.	
2. Ich neige zu kühler, trockener und dünner Haut und habe häufig kalte Hände und Füße.	
3. Mein Haar ist eher fein, trocken, oftmals lockig oder gewellt und mitunter sogar spröde.	
4. Meine Bewegungen sind schnell, lebhaft und gestenreich. Mein Gang ist leichtfüßig und ich neige dazu, schnell zu gehen.	
5. Ich mache mir häufig Sorgen und bin tendenziell eher ängstlich.	
6. Ich habe viele Ideen, bin kreativ und manchmal rastlos.	
7. Ich habe Schwierigkeiten damit, mich zu entscheiden.	
8. Meine Handlungen sind rasch.	
9. Manche Dinge kann ich mir nur schlecht merken.	
10. Ich lerne schnell, kann neue Informationen rasch aufgreifen, vergesse dafür aber auch wieder schnell.	
11. Mit Geld kann ich nicht sparsam umgehen.	

12. Ich neige zu Blähungen und Verstopfungen.	
13. Ich mag die Abwechslung, reise gerne und liebe das Kennenlernen neuer Kulturen.	
14. Ich bin lebhaft und leicht zu begeistern.	
15. Andere Menschen empfinden mich als redselig und mein Sprechtempo ist schnell.	
16. Mein Gemüt ist leicht erregbar, ich bin stimmungsabhängig und verändere meine Stimmung deshalb schnell.	
17. Kaltes Wetter bringt mich aus dem Gleichgewicht.	
18. Ich habe unregelmäßige Schlaf- und Essgewohnheiten.	
19. Ich habe Einschlafprobleme und wache in der Nacht häufig auf.	
20. Die nachfolgenden Eigenschaften treffen auf beruflicher Ebene auf mich zu: flexibel, einfallsreich, kreativ, rasch, schnelle Auffassungsgabe, gleichzeitiges Arbeiten an mehreren Aufgaben.	
Gesamtpunktzahl Vata:	
Pitta	
1. Ich habe einen kräftigen und athletischen Körperbau und eine mittlere Größe.	
2. Mein Haar lässt sich durch mindestens eine der folgenden Eigenschaften beschreiben: glatt, dünn, seidig, blond, rötlich oder sandfarben, frühzeitiges Ergrauen, Haarausfall.	
3. Ich betreibe gerne Sport als Ausgleich.	
4. Heißes Wetter macht mir zu schaffen und ich fühle mich eher ausgelaugt.	
5. Ich komme schnell ins Schwitzen und mir ist es drinnen tendenziell eher zu warm als zu kalt.	

6. Ich bin fleißig, genau und ordentlich.	
7. Ich bin tendenziell eher ungeduldig.	
8. Mein Wille ist stark, ich verfolge meine Ziele ehrgeizig und liebe es, mich Herausforderungen zu stellen.	
9. Ich bin schnell gereizt und aufgebraust, vergesse den Vorfall aber auch schnell wieder.	
10. Ich habe einen Hang zum Perfektionismus und bin anderen sowie mir selbst gegenüber eher kritisch eingestellt.	
11. Ich kann große Portionen essen, da ich einen großen Appetit habe.	
12. Ich habe eine regelmäßige Verdauung und bekomme eher Durchfall als Verstopfungen.	
13. Von anderen Menschen werde ich als stur beschrieben.	
14. Ich liebe eiskalte Getränke und Eis.	
15. Wenn ich mein Essen verspätet bekomme oder eine Mahlzeit auslasse, fühle ich mich unwohl.	
16. Geld hat für mich einen hohen Stellenwert.	
17. Ich könnte und sollte toleranter sein.	
18. Stark gewürztes und scharfes Essen vertrage ich nicht so gut.	
19. Ich liebe den Wettbewerb und messe mich gerne mit anderen.	
20. Die nachfolgenden Eigenschaften treffen auf beruflicher Ebene auf mich zu: selbstständig, ehrgeizig, Tatendrang, gute Kommunikationsfähigkeit, gute Ausstrahlung und gutes Auftreten, gerne in einer Führungsposition.	
Gesamtpunktzahl Pitta:	

Kapha	
1. Ich habe einen festen, kräftigen und schweren Körperbau.	
2. Mein Haar ist eher dicht, gewellt und dunkel.	
3. Meine Haut ist weich, glatt und eher blass.	
4. Ich lerne etwas langsamer, kann mir dafür aber alles sehr gut merken.	
5. Ich nehme schneller zu als andere, neige zu Fülle und Übergewicht und das Abnehmen fällt mir schwer.	
6. Man kann mich nur schwer aus der Fassung bringen, da ich ruhig und gelassen bin.	
7. Ich bin ein Genießer.	
8. Es ist für mich kein Problem, eine Mahlzeit zu überspringen.	
9. Feuchtkaltes Wetter mag ich nicht.	
10. Mein Schlaf ist tief, wobei ich lange, mindestens acht Stunden, schlafen muss. Am Morgen komme ich trotzdem nur schwer in die Gänge.	
11. Mein Schritt ist eher gemächlich.	
12. Ich habe eine Neigung zu Trägheit, Nebenhöhlenentzündungen, Verschleimung und Asthma.	
13. Ich bin ein herzlicher, heiterer und umgänglicher Mensch, der sich nicht oft aufregt.	
14. Nach dem Essen fühle ich mich oftmals schlapp, da mein Magen langsam arbeitet.	
15. Ich bin oftmals nachtragend, da ich mir alles merke und nur selten Dinge vergesse.	

16. Ich esse ohne Hast, methodisch und mit Bedacht.	
17. Ich habe einen ruhigen und gelassenen Lebens- und Arbeitsstil.	
18. Ich habe eine sehr ausgeprägte körperliche Ausdauer, Kraftreserven sowie ein sehr gutes Stehvermögen.	
19. Ich gehe sparsam mit Geld um.	
20. Die nachfolgenden Eigenschaften treffen auf beruflicher Ebene auf mich zu: strukturiert, organisiert, ausdauernd, beharrlich, Fels in der Brandung, schrittweises Abarbeiten von Aufgaben, gut geeignet für routinierte Arbeiten.	
Gesamtpunktzahl Kapha:	

Nachdem Sie den Test für jedes Dosha ausgefüllt haben, können Sie Ihre jeweilige Gesamtpunktanzahl in die unten stehende Tabelle eintragen. Das Dosha, bei dem Sie die höchste Punktzahl erreicht haben, entspricht Ihrem Hauptdosha. Wenn Sie bei zwei oder sogar drei Doshas eine ähnliche Punktzahl erzielt haben, sind Sie ein Mischtyp.

Vata	Pitta	Kapha

AGNI

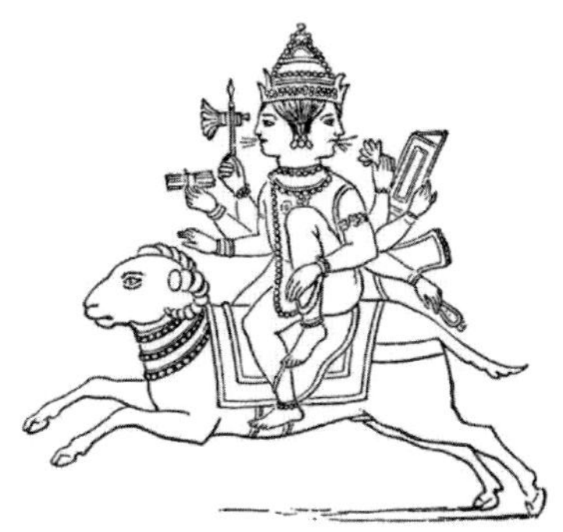

Im Mittelpunkt unserer Lebensenergie steht **Agni**, das in der ayurvedischen Lehre eigentlich den **hinduistischen Feuergott** beschreibt. Dieser hält eine gewisse Schutzfunktion inne und gilt ebenfalls als Vertreiber der Dunkelheit. Er verkörpert sowohl die Stärke als auch die Kraft des Feuers und erwärmt dabei die Herzen von Menschen mit kaltem Gemüt. Der ursprünglichen ayurvedischen Geschichte zufolge heißt es, dass man dem Feuergott alle fünf bis sieben Stunden eine Feuergabe bringen solle, was auch ungefähr dem Takt unserer Nahrungsaufnahme entspricht. Auf den Menschen übertragen meint Agni das **Verdauungsfeuer** und damit einhergehend die Kraft, die sich maßgeblich auf unsere Lebensenergie (Prana) sowie Lebenslänge auswirkt. Im übertragenen Sinne bedeutet die Geschichte des Feuergottes also, dass wir alle fünf bis sieben Stunden qualitative Nahrung zu uns nehmen sollten. Agni lässt sich dabei mit einem Lagerfeuer vergleichen: Damit das Feuer brennen kann, müssen wir ihm regelmäßig Nährstoffe liefern. Geben wir ihm allerdings zu viele, erstickt das Feuer. Auch hier ist also die richtige Balance der ausschlaggebende Faktor.

Agni ist in jeder Zelle vorhanden und deshalb für all unsere Lebensfunktionen unverzichtbar. Das Verdauungsfeuer steuert dabei nicht nur die körperliche sowie mentale Gesundheit, sondern ist darüber hinaus auch noch für die Umwandlung der Nahrung in Energie, die Zellerneuerung, den Ausscheidungs- und Verdauungsprozess, die Nährstoffversorgung sowie den gesamten Stoffwechsel verantwortlich. Agni spendet unserem Körper Wärme und ist für unsere Immunität, Gesundheit, Ausstrahlung und Stärke von zentraler Bedeutung. Weiterhin unterstützt uns Agni dabei, die von uns aufgenommenen Speisen mit seiner Hitze aufzuschließen und Krankheitserreger anschließend zu verbrennen. Das Verdauungsfeuer Agni wird von **Pitta** produziert und hat seinen Hauptsitz im oberen Bereich des Bauches, links von unserer Leber. Seine

Eigenschaften sind heiß, leicht, rein, trocken und wohlriechend. Außerdem setzt sich Agni genau genommen aus drei Unterarten zusammen, die seine Funktionsweisen und seine Bedeutung akzentuieren:

1. Das **Jathagni** befindet sich im Bereich der Leber, des Magens und des Zwölffingerdarms und ist primär für die Aufnahme sowie die Resorption der Nahrung und die daran anknüpfende Ausscheidung von Abfallprodukten (*Malas*) verantwortlich. Entsprechend dem Gleichgewicht der Doshas kann das Jathagni entweder zu stark, zu schwach oder aber ausgeglichen arbeiten.

2. Das **Bhutagni** bildet die Doshas und ist darüber hinaus dafür verantwortlich, die Nahrung in seine einzelnen Elemente (*Bhutas*) zu spalten. Die Nahrung wird über das Bhutagni so umgewandelt, dass diese im Anschluss vom Zellstoffwechsel (Dhatvagni) im energetischen, molekularen und submolekularen Bereich verwertet werden kann. Bhutagni ist demzufolge also in jeder Zelle, insbesondere in der Leber, vorhanden.

3. Über den aktiven Gewebestoffwechsel, der aus der Nahrungsessenz neue körperliche Substanzen aufbaut, erneuert das **Dhatvagni** unseren Körper. Im Zuge dessen entzieht es dem hochwertigen Teil der Nahrung seine Essenz und stellt diese unseren Körpergeweben (*Dhatus*) zur Verfügung.

„Du bist das, was du verdaust", lautet der Grundsatz der ayurvedischen Ernährungslehre und er zeigt somit auf, dass die unterschiedlichen Funktionsweisen von Agni über die Gesundheit, den Zustand sowie die körperliche und geistige Erneuerung entscheiden. Das Verdauungsfeuer stellt unseren unterschiedlichen Körpergeweben alle Nährstoffe zur Verfügung und scheidet weiterhin Toxine aus. Dadurch verleiht ein ausgeglichenes und harmonisches Agni unserem Körper innere Schönheit sowie eine vitale und frische Ausstrahlung und spendet unserem Geist zusätzlich Klarheit und Disziplin. Voraussetzung für ein ausgeglichenes Agni ist wiederum ein Gleichgewicht zwischen den Doshas. Ist dieses Gleichgewicht nicht vorhanden, entsteht entweder zu viel Agni oder zu wenig. Ein **Übermaß** an Agni hat eine **Unausgeglichenheit** sowie **permanenten Hunger** zur Folge, wohingegen ein **Mangel** an Agni dazu führen kann, dass selbst **wertvolle Lebensmittel** den Verdauungstrakt förmlich

ungenutzt passieren. Andersherum führt natürlich auch **ein geschwächtes Agni** dazu, dass das Gleichgewicht der Doshas gestört wird, sodass schädliche Verdauungsrückstände gebildet werden und deren vollständige sowie effektive Ausscheidung deutlich vermindert wird. Die Ansammlungen und Zustände, die aus diesem gestörten Gleichgewicht resultieren, führen auf Dauer zu den verschiedensten Krankheiten und Beschwerden (z. B. schlechte Verdauung, Appetitlosigkeit, Übelkeit, Ansammlung von Giftstoffen) im Körper. Grundsätzlich steht die Beschaffenheit von Agni mit unserer individuellen Konstitution im Zusammenhang. Menschen mit einem **hohen Vata-Anteil** besitzen ein **wechselhaftes und schwankendes Agni**, das als ***Vishmagni*** bezeichnet wird und manchmal schwach und manchmal stark brennt. Die Vata-Dominanz des Stoffwechsels wird dabei durch einen unregelmäßigen Appetit sowie eine oftmals schlechte Verdauung und Blähungen gekennzeichnet. Im Gegensatz dazu führt ein sehr **starker Pitta-Anteil** zu einem **starken Agni**, das auch ***Tikshnagni*** genannt wird. Die Agni-Überfunktion kann, infolge eines überaktiven Verdauungssystems, für Durchfall, starkes Schwitzen, Übererregbarkeit, Zorn, Reizbarkeit, heftiges Aufstoßen, Heißhunger, Übersäuerung, Hautausschläge, übermäßiges Reden sowie Entzündungen des Verdauungstrakts sorgen.

Zudem bildet ein **erhöhter Kapha-Anteil** ein **schwaches Agni** heraus, das als ***Mandagni*** bezeichnet wird und nur wenig Verdauungskraft besitzt. Die Nahrungsresorption läuft nur unzureichend ab, sodass unverdaute Schlackenstoffe (Ama) entstehen, die eine Vielzahl von Beschwerden und Erkrankungen wie Übergewicht, Schweregefühl, Aufstoßen, Übergewicht sowie toxische Ablagerungen im Organismus hervorrufen können.

Gestörtes Dosha	**Anzeichen für Agni**	**Beispiele für Beschwerden**
Vata	unregelmäßiges Arbeiten von Agni	Verstopfung, Blähungen, Darmkrämpfe
Pitta	Agni ist zu stark entfacht	Durchfall
Kapha	zu langsames Arbeiten von Agni	Schweregefühl, Appetitlosigkeit, seltener Gang zur Toilette

Ein geschwächtes oder gar gestörtes Verdauungsfeuer sorgt also dafür, dass wir unsere Nahrung nicht vollständig verdauen und umwandeln können, sondern dass stattdessen sogenannte Schlacken (Ama) im Körper zurückbleiben.

Ama sind Rückstände von Stoffwechselvorgängen (Malas), die von einem überlasteten oder schwachen Agni, das Nahrungsbestandteile nur unzureichend oder gar nicht transformiert hat, produziert werden.

Diese Nahrungsbestandteile haben weder Eingang in den Energiekreislauf noch in den Stoffwechselkreislauf der Körpergewebe gefunden, befinden sich aber trotzdem im Körper und stellen für ihn eine Belastung dar, die in Form von Müdigkeit, Trägheit, Mundgeruch oder Verdauungsstörungen zum Ausdruck kommen kann.

Faktoren, die für Ama sprechen, sind zum Beispiel:

- Appetitlosigkeit
- Schweregefühl
- Müdigkeit und Lethargie
- Verstopfung
- Akne
- Juckreiz ohne sichtbaren Grund
- Energielosigkeit nach dem Essen
- stark riechender Schweiß und Stuhl
- klebriger Stuhl
- Gliedersteifigkeit
- dicker Zungenbelag am Morgen

Treffen mehr als fünf der aufgelisteten Symptome auf Sie zu, ist es wahrscheinlich, dass sich Ama in Ihrem Körper angesammelt hat. Eines der **Hauptziele** im Ayurveda ist ein **gesunder Zustand des Verdauungsfeuers**, sodass dieses weder zu schwach noch zu stark ist. Befindet sich Agni in einem gesunden Zustand, wirkt es der Entstehung von Ama auf Dauer entgegen, wodurch Vata, Pitta und Kapha im Gleichgewicht bleiben können. Die bedeutsamste Voraussetzung für ein gesundes Verdauungsfeuer, das uns rundum wohlfühlen lässt, ist die Ernährung. Welche

Lebensmittel und Gewürze dabei besonders fördernd für Agni sind, erfahren Sie im Kapitel „Gewürze".

DHATUS

Im Ayurveda werden **sieben verschiedene Körpergewebe** unterschieden, die als **Dhatus** (= tragende Struktur) bezeichnet werden. Die sieben Körpergewebe folgen ihrer eigenen Logik, bauen aufeinander auf und sind dementsprechend miteinander verknüpft. Aus ayurvedischer Sicht wird, unter der Mitwirkung von Agni, ein Gewebe vom anderen genährt. Sie stehen also im Zusammenhang und sind stets voneinander abhängig. Die sieben Körpergewebe des Ayurveda sind:

Gewebe	Dhatu	Funktionen
Plasmagewebe	Rasa Dhatu	nährt den Körper
Blutgewebe	Rakta Dhatu	schenkt dem Körper Leben
Muskelgewebe, aktiver Bewegungsapparat	Mamsa Dhatu	formt und umhüllt den Körper
Fettgewebe	Meda Dhatu	schenkt dem Körper Masse und schmiert ihn ein
Knochengewebe, passiver Bewegungsapparat	Asthi Dhatu	gibt dem Körper Struktur und stützt ihn
Knochenmark, Gehirn und Nervengewebe	Majja Dhatu	füllt die Hohlräume der Knochen, schützt Gehirn und Rückenmark und versorgt diese mit Informationen
Fortpflanzungssubstanzen	Shukra/Artava Dhatu	unterstützt den Prozess der Fortpflanzung und produziert Ojas

Im Ayurveda werden sieben Körpergewebe, die sogenannten **Dhatus**, unterschieden. Die Dhatus bauen aufeinander auf, sind also miteinander verknüpft, und erfüllen jeweils eine ganz bestimmte Aufgabe. Während des Stoffwechsels durchlaufen die sieben Körpergewebe einen Umwandlungs- und Verfeinerungsprozess, bei dem jeweils ein Gewebe aus dem vorgeschalteten Gewebe hervorgeht.

Die **Dhatus** bauen den menschlichen Körper auf und erfüllen darüber hinaus auch jeweils bestimmte Aufgaben, um diesen zu erhalten. Während des gewebeeigenen Stoffwechsels durchlaufen die Dhatus einen Umwandlungs- oder Verfeinerungsprozess, bei dem ein Gewebe aus dem jeweils vorgeschalteten Gewebe hervorgeht. Dadurch entwickelt sich aus jedem der sieben Dhatus das nächstfeinere sowie höhere Körpergewebe: aus Plasma (Rasa) entsteht Blut (Rakta), das zum Muskel (Masma) wird, aus dem Fett (Meda) entsteht, aus welchem sich wiederum erst Knochen (Asthi) und dann Knochenmark (Majja) bilden und aus dem schließlich das Fortpflanzungsgewebe (Shukra/Artava) hervorgeht. Zusätzlich wird im Zuge dieses Stoffwechselprozesses, dessen Voraussetzung die Beteiligung von Agni ist, eine sehr feine Essenz, die als **Ojas** bezeichnet wird, gebildet. Ojas ist für den körperlichen Energiehaushalt sowie die Kommunikation zwischen den sieben Dhatus zuständig, stärkt die Abwehrkraft des Körpers und stellt eine Verbindung zwischen dem Körper und dem Geist dar. Grundsätzlich kann ein gesunder Stoffwechsel nur aufgrund eines starken Verdauungsfeuers gelingen, da ein schwaches Verdauungsfeuer nur wenig oder mangelhaftes Ojas hervorbringt und damit eine erhöhte Krankheitsanfälligkeit sowie die Entstehung von Krankheiten fördert und für ein weiteres Ungleichgewicht sorgt. Darüber hinaus können Störungen der Dhatus durch einen Nährstoffmangel oder Umweltbelastungen sowie in Folge von emotionalen Verletzungen, Traumata oder psychosomatischen Beschwerden entstehen.

Da die sieben Körpergewebe aufeinander aufbauen, kann die Erkrankung eines Gewebes also zeitgleich auch die Erkrankung aller vorangegangener Gewebe bedeuten. Ein fehlerhaftes Glied in der Kette kann demnach den gesamten Kreislauf unterbrechen und aus dem Gleichgewicht bringen und Einfluss auf alle nachfolgenden Prozesse nehmen. Auf körperlicher Ebene kann eine **Zu- oder Abnahme der Dhatus** unter anderem zu folgenden Erkrankungen und negativen Veränderungen führen:

- Hautkrankheiten
- Knochenschmerzen
- Wasseransammlungen
- Ermüdung
- Schneller und starker Gewichtsverlust
- Verschleimungen (z. B. im Halsbereich)
- Schwindel
- Impotenz
- Darmentzündungen
- Blässe
- Erkrankungen der Haare, Zähne und Nägel
- Tumoren und bzw. oder Zysten
- Verlangen nach fettigem Essen
- Schwergefühl in Körper und in den Augen

Auf emotionaler Ebene können sich gestörte Dhatus zum Beispiel durch folgende Erscheinungen äußern:

- Mangelnde Energie
- Depressionen
- Unruhe
- Essstörungen
- Fehlernährung
- fehlender Ehrgeiz
- Wut, Hass, Eifersucht
- Anhänglichkeit
- Hilflosigkeit
- mangelndes Einfühlungsvermögen
- Selbstzweifel und Unsicherheit
- fehlender Spaß am Leben
- fehlende Liebe
- Unentschlossenheit und Unsicherheit
- Wertlosigkeit und wenig Selbstvertrauen
- Festhalten an der Vergangenheit

Damit ein gesundes Zellwachstum sowie eine hormonelle Balance im Körper gewährleistet werden können, müssen unsere Dhatus gut genährt werden, damit diese Ojas produzieren können. Um unsere Dhatus optimal zu versorgen, muss jedoch im Vorfeld zwischen den Doshas ein Gleichgewicht herrschen. Außerdem muss das Verdauungsfeuer einwandfrei arbeiten, sodass die Dhatus entweder aus der Nahrung oder aber aus gesunden Routinen Nährstoffe erhalten. Die Überreste, die von den Dhatus dann nicht mehr gebraucht werden, bleiben als Malas zurück, die idealerweise ausgeschieden werden. Probleme mit Agni und damit einhergehend auch mit der eigenen Verdauung sowie unverdauten Erlebnissen oder Emotionen können jedoch zu Stoffwechselrückständen, den sogenannten Amas, führen, die sich im Körper ablagern.

MALAS

In Folge unserer biologischen und im Inneren des Körpers ablaufenden Prozesse sowie der Nahrung, die wir aus der Außenwelt in unseren Körper aufnehmen, erzeugen wir auf Makro- und Mikroebene bestimmte Nebenprodukte bzw. unterschiedliche Arten von **Abfallstoffen**, die im Ayurveda als **Malas** bezeichnet werden und dabei alle fünf grundlegenden Elemente enthalten. Diese Abfallstoffe sind für unseren Körper nicht nützlich und werden deshalb regelmäßig von ihm **ausgeschieden** und entsorgt.

Grundsätzlich werden die menschlichen Ausscheidungs- und Stoffwechselprodukte dabei in zwei Arten unterteilt:

- die **Ahara Malas** bzw. die grobstofflichen Abfallstoffe aus der Nahrung
- die **Dhatu Malas** bzw. die feinstofflichen Abfallstoffe aus den Geweben

Die **grobstofflichen Malas** setzen sich aus dem Urin (*Mutra*), dem Schweiß (*Sweda*) und dem Stuhl (*Purisha*) zusammen und repräsentieren die drei **Hauptmalas** des Ayurveda. Im Gegensatz dazu gehören unterschiedliche Sekrete der Nase, des Mundes, der Augen, der Ohren und der Geschlechtsorgane sowie Haar-, Haut- und Nagelreste und all diejenigen

Abfallprodukte, die bei der Bildung der Dhatus entstehen, zu den **feinstofflichen Abfallstoffen.**

Die drei Hauptmalas			
Art des Ahara Malas	**Elemente (Mahabhuta)**	**Zunahme des Malas (Mala Vriddhi)**	**Abnahme des Malas (Ksaya)**
Urin (Mutra)	Wasser, Feuer	Blasenfunktionsstörung, Harnwegsinfektionen, häufiges Wasserlassen	Nierensteine, Unterleibsschmerzen, chronischer Durst, verminderter Urin
Schweiß (Sweda)	Wasser	Körpergeruch, schnelles Schwitzen, Verstopfung, Juckreiz, niedrige Körpertemperatur, Pilzerkrankungen, Dermatosen	trockene Haut, hohe Körpertemperatur, verringertes Schwitzen, brennende Empfindungen (z. B. auf der Haut)
Stuhl (Purisha)	Erde	Blähungen, schwere Unterleibsbeschwerden	Bauchschmerzen, Blähungen, Osteoarthritis, Schwäche, Schmerzen im unteren Rücken, Hypokaliämie (ein zu niedriger Kaliumspiegel), Hypokalzämie (ein zu niedriger Kalziumspiegel)

Malas sind das Ergebnis von unterschiedlichen physiologischen Vorgängen, die im Körper stattfinden und regelmäßig aus diesem entfernt werden müssen. Neben den Doshas, dem Agni und den Dhatus nehmen auch die Malas eine wichtige Schlüsselrolle in der ayurvedischen Lehre ein und sind für den Erhalt unserer Gesundheit von zentraler Bedeutung.

So sprechen eine verminderte Produktion und Ausscheidung der Abfallstoffe sowohl für einen Stau im Körper als auch für eine Zunahme der Dhatus, wohingegen eine vermehrte Produktion und Ausscheidung der Malas die Dhatus schwinden lassen.

Bei einem gesunden Körper werden die Malas sowohl ausreichend als auch regelmäßig produziert und ausgeschieden. Werden die Malas jedoch **nicht** regelmäßig ausgeschieden oder geraten sie in ein Ungleichgewicht, **können sie für unseren Körper schädlich sein** und sich zu einem entscheidenden Faktor entwickeln, der an der Entstehung von Krankheiten beteiligt ist. Damit lassen die Malas also Rückschlüsse auf die Störungen der unterschiedlichen Gewebe sowie auf das Missverhältnis innerhalb der drei Doshas sowie des Agni zu, wodurch sie einen wichtigen Anhaltspunkt für den allgemeinen Gesundheitszustand eines Menschen liefern.

Ausscheidungsmerkmale der Dosha-Typen:

Menschen mit einem dominanten Vata-Dosha haben tendenziell:

- einen harten, trockenen und geruchsarmen Stuhl
- geringe Stuhlmengen, die oftmals in Verbindung mit Blähungen stehen
- eher dunklen und wenig Urin
- eine Neigung zu Verstopfungen
- kaum Absonderung von Schweiß

Menschen mit einem dominanten Pitta-Dosha haben tendenziell:

- einen lockeren, dünnen und häufig ungeformten Stuhl
- große Stuhlmengen (entsprechend der Essmengen)
- warmen und gelben Urin mit säuerlichem Geruch
- eine Tendenz zu Durchfall und brennenden Empfindungen
- starke Absonderungen von Schweiß, die mit einem intensiven Geruch einhergehen

Menschen mit einem dominanten Kapha-Dosha haben tendenziell:

- einen schweren und fettigen Stuhl mit einer weichen und geformten Stuhlkonsistenz
- einen seltenen Stuhlgang, dafür aber mit größeren Mengen
- hellen, farblosen oder weißlichen Urin
- eine Tendenz zu einer kühlen und feuchten Haut ohne starke Schweißabsonderung

DIE LEBENSPHASEN UNTER DEN ASPEKTEN DER DOSHA-LEHRE

In ihrer individuellen Anwendungsform berücksichtigt die ayurvedische Gesundheits- und Ernährungslehre das Lebensalter des Menschen, wobei die einzelnen Lebensphasen entsprechend der Ausprägung der Doshas in drei große Abschnitte gegliedert werden, die von den drei Lebensenergien Vata, Pitta und Kapha beeinflusst werden. So unterteilt die Lehre des Ayurveda das menschliche Leben in das Lebensalter der Kindheit, die Lebensmitte und das Alter, wobei in jeder Phase ein Dosha vorherrscht und die Übergänge jeweils durch eine Symbiose aus den zwei aneinandergrenzenden Doshas geprägt sein kann.

In der Kindheit (Bala)

Unser Leben beginnt im Zeichen von **Kapha**: **Neugeborene** kommen mit Babyspeck, einem weichen und runden Körper, voller und leicht ölig glänzender Haut sowie runden Bäckchen auf die Welt und verkörpern damit in ihrer gesamten Körperstatur das Kapha-Dosha. Außerdem steht vor allem die regelmäßige Aufnahme von Nahrung im Mittelpunkt, die für das Wachstum sowie den Aufbau von Körpergeweben, den Dhatus, essenziell ist. Aufgrund dessen haben Kinder jedoch nur eine geringe Widerstandskraft, weshalb das Ayurveda empfiehlt, Kinder keinen allzu starken Belastungen auszusetzen, sodass sich der Körper inklusive Gewebe, Muskeln und Co. optimal ausprägen kann. Stattdessen benötigen Kinder vor allem in ihren ersten Lebensjahren ausreichend Nahrung, Schlaf, Liebe, Wärme,

Fürsorge und Zuneigung. Zudem sind sie während ihrer Kindheit besonders für schleimbildende Erkrankungen (z. B. Schnupfen, Husten) anfällig, die sich im Brustraum sowie im Kopf bilden können. Darüber hinaus erfahren **Heranwachsende in der Pubertät** starke **Pitta-Schübe**, da Pitta das vorherrschende Dosha in der **Lebensmitte** ist. Diese Pitta-Schübe verändern nicht nur das Hautbild, das Hormonsystem sowie das Gemüt von Pubertierenden, sondern stehen außerdem in wechselseitiger Ablösung mit der Kapha-Phase, die Antriebslosigkeit und einen schwachen Stoffwechselumsatz hervorruft.

In der Lebensmitte (Madhya)

In der **Lebensmitte** herrscht **Pitta** vor, wobei sich die Wurzeln der von Pitta geprägten Lebensphase bereits in der Pubertät wiederfinden, in der wir uns feurig auf die Suche nach einem Lebenssinn und nach neuen Antworten begeben. Pitta als Stoffwechselprinzip ist zielgerichtet, will formen, aufbauen, schaffen, sich durchsetzen und umgestalten und strebt danach, seine Energie kreativ zum Ausdruck zu bringen, seine Ziele zu erreichen und langfristige Perspektiven zu entwickeln. Dazu gehört immer auch eine gesunde Portion Realismus, der uns hilft, unsere eigenen Handlungen an unseren Plänen, Visionen sowie an den realen Gegebenheiten unserer Umgebung auszurichten, und der uns dadurch erfolgreich werden lässt. Sobald die Pitta-Kraft die Kapha-Phase vollständig abgelöst und sich ihre führende Rolle für die bevorstehenden Jahre im Erwachsenenalter gefestigt hat, sind die oftmals sehr anstrengenden und teilweise nervenraubenden Gemüts- und Hormonschwankungen vorbei, diese werden in der Lebensmitte allerdings von Pitta-Beschwerden abgelöst, die von Hitze und Säure geprägt sind. Hierzu gehören zum Beispiel Migräne, Magenreizungen und Menstruationsbeschwerden. Darüber hinaus sind die Wechseljahre nicht nur vom Pitta-Einfluss, sondern auch von dem in der anknüpfenden Lebensphase dominierenden Dosha, dem Vata, geprägt. Auf der einen Seite verbrennt das überschüssige Pitta aus der Lebensmitte in Form von starken, oftmals auch unregelmäßigen Menstruationsblutungen, Hitzewallungen und dem starken Ausdruck von Gefühlen. Auf der anderen Seite nehmen aber auch die trockenen und kreativen Vata-Eigenschaften immer mehr zu.

Im Alter (Jara)

Mit **zunehmendem Alter** wird unser Leben dann von **Vata** beherrscht, das der Verwirklichung des Geistes zugeordnet werden kann. Auf Grundlage von vielseitigen Lebenserfahrungen entwickelt sich eine praktische Lebensweisheit, die das philosophische Ideal der Weisheit zum Leuchten bringt. Menschen, die vollkommen bei sich selbst angekommen und mit sich im Reinen sind, entwickeln sich zu tollen Ratgebern und Beratern. Sie halten nicht starr an früheren und vermeintlich besseren Zeiten fest, sondern sind gegenwärtig, wach und leben bewusst.

Den Menschen, die sich in der von Pitta dominierten Lebensmitte wichtige Lebenswünsche erfüllt haben, werden Erfolge in der Vata-Phase zunehmend unwichtiger. Sie sind abgeklärter, unabhängiger, gefasster, geerdeter und in der Lage, unbeeinflusste Werturteile abzugeben. Weise ältere Menschen hören aufrichtig zu und projizieren ihre eigenen unerfüllten Wünsche und Träume nicht auf das Leben anderer. Sie sind offen, sensibel und intuitiv und zeichnen sich durch Kreativität und Spiritualität aus.

Im Gegensatz dazu nehmen alle Körpergewebe im Alter ab, der Organismus verliert an Widerstandsfähigkeit und Kraft und die Verdauung verschlechtert sich. Zudem verstärken die Vata-Eigenschaften die Symptome und vorherrschenden Beschwerden des Alters, zu denen unter anderem Gemütsschwankungen, schwindende körperliche Ausdauer und Immunität, eine trockene Haut und trockene Schleimhäute, eine nachlassende Libido sowie die Neigung zu Verstopfungen gehören. Daneben sind auch Osteoporose, Rheuma, Gedächtnisverlust und Schlaflosigkeit typische Vata-Erkrankungen, die im Alter vermehrt auftreten können.

Nahrung für Körper, Geist & Seele

DIE GESCHMACKSRICHTUNGEN

Im Ayurveda werden **sechs verschiedene Geschmacksrichtungen** (*Rasa*) klassifiziert, die auf unseren Körper und auf unseren Geist unterschiedliche Einflüsse haben und helfen, die Essenz der Natur auf eine ganz natürliche Art und Weise zu erkennen. Diese sechs Geschmacksrichtungen sind:

1. süß
2. sauer
3. salzig
4. scharf
5. bitter
6. herb

Gemäß der ayurvedischen Ernährung ist die Voraussetzung für eine gesunde Ernährung, dass **alle Geschmacksrichtungen in jeder Mahlzeit vorhanden** sind, da ansonsten keine richtige Sättigung eintreten und sowohl Heißhungerattacken als auch latente Unzufriedenheit hervorgerufen werden können. Außerdem beeinflusst der Geschmack sowohl unsere Verdauung als auch die Doshas, weshalb sich die sechs Geschmacksrichtungen auch auf unsere individuelle Konstitution auswirken.

Grundsätzlich ordnet die ayurvedische Ernährung die Geschmacksrichtungen inklusive ihrer Eigenschaften den fünf Elementen Luft, Feuer, Erde, Wasser und Raum zu. Je nachdem, welche Eigenschaften also in einer Geschmacksrichtung vereint sind, haben die **Rasas auf die Doshas** entweder eine **verstärkende oder aber eine besänftigende Wirkung**. Durch die Wahl der jeweiligen Geschmacksrichtungen in unserer Nahrung sind wir demnach in der Lage, unsere Doshas entweder ins Gleichgewicht oder aber aus dem Gleichgewicht zu bringen und somit direkten Einfluss auf unser körperliches und mentales Befinden zu nehmen.

Vata	Luft und Äther	süß, sauer, salzig
Pitta	Wasser und Feuer	süß, bitter, herb
Kapha	Wasser und Erde	scharf, bitter, herb

Süß – Erde und Wasser

Nach dem Wissen des Ayurveda gehören die Qualitäten kühlend, schwer und ölig zu der Geschmacksrichtung süß (*madhura*), zu der ebenso die Elemente Erde und Wasser zählen. Nahrungsmittel, die einen süßen Geschmack haben, erden Vata, mindern Pitta, erhöhen im Gegensatz dazu jedoch Kapha. Die Hauptquelle von natürlicher Glukose sind dabei stärkehaltige Nahrungsmittel, zu denen verschiedene Getreide wie Weizen, Reis, Dinkel und Bulgur sowie unter der Erde wachsendes Gemüse und Wurzelgemüse (z. B. Karotten, Maiskolben, Kartoffeln) gehören. Daneben führen aber auch andere Lebensmittel mit einer süßen Komponente wie Cashewnüsse, Mandeln, Kichererbsen, Gurke, Ghee (Butterschmalz bzw. geklärte Butter), Milch oder Kokosnuss zu mehr Elan, Energie und Vitalität. Zur Synthese von Energie sowie für die zelluläre Regeneration benötigt unser Körper stärkehaltige Nahrung.

Dabei nähren die im Erde-Wasser-Element befindlichen süßen sowie stärkehaltigen Nahrungsmittel unsere Dhatus und unterstützen unseren Körper in seinem natürlichen Wachstumsprozess. Obgleich der richtige Einsatz von Süßem unsere Dhatus gesund und fit hält, führt ein übermäßiger Verzehr zu Übergewicht, einem hohen Blutzuckerspiegel oder sogar zu Organerkrankungen (z. B. Herzrhythmusstörungen, Asthma, Stuhlinkontinenz, arterielle Gefäßerkrankungen).

Sauer – Erde und Feuer

Ayurvedisch betrachtet gehören die Qualitäten leicht, flüssig, wärmend und ölig zu der Geschmacksrichtung **sauer (*amla*)**, wobei saure Lebensmittel das Verdauungsfeuer anregen, Vata verringern und, aufgrund ihres heißen Charakters, sowohl Pitta als auch Kapha erhöhen. Darüber hinaus stimulieren bereits kleine saure Geschmacksmengen in Nahrungsmitteln den Appetit und energetisieren sowie erfrischen den gesamten Körper. Zu den Lebensmitteln, die eine saure Geschmackskomponente aufweisen, gehören alle Arten von sauren Früchten, wie zum Beispiel Zitronen, Grapefruits oder fermentierte Lebensmittel, sowie Essig, Joghurt, Käse, Beeren, Butter, Hüttenkäse, Tomaten und Tamarinde. Dabei verändert sich die Wirkung, die jedes einzelne Nahrungsmittel auf unseren Körper hat, entsprechend seiner geschmacklichen Variation. Milch ist grundsätzlich süß, wird jedoch sauer, wenn man sie zu Joghurt verarbeitet. Außerdem wirkt Milch nährend, wohingegen die Wirkung von Joghurt eher anregend und nur wenig beruhigend ist. Daneben sind Früchte anfangs sauer, gewinnen jedoch mit zunehmender Reife eine immer süßlicher werdende Komponente dazu, die durch den Fermentierungsprozess anschließend wieder sauer wird.

Der saure Geschmack gilt im Ayurveda als Durstlöscher, sodass saure Getränke bereits zu vedischen Zeiten in Indien Verwendung gefunden haben (z. B. Ayran oder Lassi). Im Kontrast zu modernen süßen Getränken, die unseren Durst in Wahrheit nur verstärken, löschen saure Getränke unseren Durst tatsächlich. Zudem verstärkt die saure Geschmacksrichtung die Funktionen all unserer Dhatus, verringert auf der anderen Seite jedoch die Funktionen der Fortpflanzungsdrüsen. Aufgrund ihres sauren Geschmacks fungieren die Elemente Erde und Feuer, die in sauren Lebensmitteln vorhanden sind, als Stimulanzien in unseren Körpergeweben und sind ein wunderbares Mittel gegen Blähungen.

Salzig – Wasser und Feuer

Zu den ayurvedischen Qualitäten der **salzigen Geschmacksrichtung (*lavana*)** gehören ölig, schwer und wasserbindend. Während die salzige Geschmacksrichtung Vata abbaut, steigert es Pitta und Kapha. Außerdem fungieren die Elemente Wasser und Feuer im Salz als Abführmittel, das die Speichelproduktion stimuliert und unser Verdauungssystem unterstützt, wobei große Salzmengen Erbrechen herbeiführen können. Aus diesem Grund wird Salzwasser oftmals im Rahmen von ayurvedischen Therapien als natürliches Reinigungsmittel für unsere inneren Systeme eingesetzt. Der salzige Geschmack kann neben Salzwasser aber auch durch Meersalz, Steinsalz, Sesamsalz oder beispielsweise Meeresalgen aufgenommen werden.

Scharf – Feuer und Luft

Nach ayurvedischem Verständnis sind die Qualitäten der **Geschmacksrichtung scharf (*katu*)** leicht, wärmend und austrocknend, sodass die scharfe Geschmacksrichtung Vata und Pitta erhöht, Kapha jedoch verringert. Im Zuge dessen regen die Elemente Feuer und Luft in scharfen Lebensmitteln das Verdauungsfeuer an und halten darüber hinaus die Körpertemperatur, durch Wasserausscheidungen in Form von Schweiß, konstant, wodurch unser Körper von Vitalität und unser Geist von Wachheit profitiert. Obgleich der moderate Konsum von scharfen Lebensmitteln den Stoffwechsel sowie den Lymphfluss unterstützt und die Verdauung fördert, sorgt ein Übermaß an scharfen Speisen jedoch für Irritationen, einen unruhigen Geist und erzeugt innere Wut. Aus diesem Grund sollte der scharfe Geschmack immer behutsam eingesetzt werden, damit er die anderen Geschmacksrichtungen nicht überdeckt. In erster Linie gehören dabei Knoblauch, Radieschen, Rettich, rohe Zwiebeln sowie Gewürze, die einen heißen Charakter besitzen, zum Beispiel Chili, Ingwer, Kreuzkümmel, Senfsamen, Anis und Pfeffer, zu den würzig-scharf schmeckenden Speisen.

Bitter – Luft und Raum

Zu der **Geschmacksrichtung bitter (*tikta*)** zählt das Ayurveda die Qualitäten leicht, trocken und kühl. Aufgrund seiner kalten Eigenschaften reduziert der bittere Geschmack Pitta und Kapha, erhöht jedoch Vata. Grundsätzlich hat der bittere Geschmack dabei die gegenteilige Wirkung der Geschmacksrichtung süß. Bitter entgiftet, reinigt unser Blut und säubert darüber hinaus die Leitbahnen in unserem Körper, in denen sich in der Regel Ama sammelt und in der Folge Krankheiten verursacht. Im Zuge dessen wirken die Elemente Luft und Raum in allem, was bitter schmeckt, entgiftend, da sie das überschüssige Fett, das sich in unserem System befindet, verbrennen und unserem Körper und Geist somit zu mehr Leichtigkeit verhelfen.

Aus medizinischer Perspektive hat der bittere Geschmack den höchsten Nutzen (gefolgt von den Geschmacksrichtungen herb und scharf), weshalb die ayurvedische Medizin zumeist einen bitteren Geschmack, zeitgleich aber auch die wirksamsten medizinischen Eigenschaften besitzt. In der Regel gehören Salate und alle Arten von Blattgemüse in die Kategorie der bitteren Geschmacksrichtung. Daneben zählen aber auch Kurkuma, Salbei, Chicorée, Artischocke, Aubergine und Bockshornklee zu den bitteren Gewürzen und Lebensmitteln.

Herb – Luft und Erde

Herber (*kashaya*) Geschmack wird im Ayurveda als schwer, austrocknend und kühlend betrachtet, wobei die herbe Geschmacksrichtung Vata steigert, Pitta und Kapha jedoch reduziert. Grundsätzlich wird der herbe Geschmack auch als *adstringierend*, also zusammenziehend, bezeichnet. Da die Elemente Luft und Erde in herben Nahrungsmitteln vorkommen, wirkt ihr Zusammenspiel erdend und entzündungshemmend. Außerdem helfen die Elemente unserem Körper, überschüssiges Wasser, das auf Dauer zu Entzündungen im Gewebe führen kann, auszuleiten. Weiterhin wirkt die herbe Geschmacksrichtung einer Dehydrierung entgegen und stoppt eine übermäßige Flüssigkeitsausscheidung aus dem Körper.

Im Kontrast zu den süßen, salzigen und sauren Geschmacksrichtungen ist uns das Herbe in der Regel weniger bekannt und deshalb nur schwer zuzuordnen. Als medizinische Geschmacksrichtung ist das Herbe oftmals in Kombination mit bitteren Lebensmitteln, wie beispielsweise in Blattsalaten oder vielen Gemüsesorten, zu finden. Zudem findet sich der zusammenziehende Geschmack in Spinat, Rosenkohl, Brokkoli, einer unreifen Banane, braunen Linsen, Rosmarin, Dill, Kurkuma, echter Vanille, grünen Oliven oder Hülsenfrüchten wieder. Aufgrund seines bitter-herben Geschmacks und seiner hervorragenden Heilungseigenschaften eignet sich aber auch Aloe vera ganz wunderbar als Unterstützung sowohl zur äußerlichen als auch zur inneren Anwendung bei Wunden (z. B. bei Hämorrhoiden, Geschwüren oder Tumoren).

Rasa	**Vata**	**Pitta**	**Kapha**
Süß	vermindert Vata minimal	vermindert Pitta maximal	steigert Kapha maximal
Sauer	vermindert Vata minimal	steigert Pitta maximal	steigert Kapha minimal
Salzig	vermindert Vata minimal	steigert Pitta minimal	steigert Kapha maximal
Scharf	steigert Vata minimal	steigert Pitta maximal	vermindert Kapha minimal
Bitter	steigert Vata minimal	vermindert Pitta minimal	vermindert Kapha maximal
Herb	steigert Vata maximal	vermindert Pitta minimal	vermindert Kapha minimal

Natürlich wirken sich alle Geschmacksrichtungen immer individuell auf das Funktionieren unserer körperlichen Systeme aus. Dabei kann ein Übermaß oder ein Mangel einer bestimmten geschmacklichen Richtung sogar zu Schäden auf körperlicher sowie auf geistiger Ebene führen:

Übermaß eines Rasas	körperliche Schwachpunkte	Emotionen und Gefühle
Süß	Milz und Bauchspeicheldrüse	in der Liebe klammernd und fordernd
Sauer	Galle und Leber	Eifersucht und Egoismus
Salzig	Nieren und Nebennieren	Unzufriedenheit und Gier
Scharf	Lunge und Magenschleimhaut	Wut und sogar Hass
Bitter	Herz und Blutgefäße	Traurigkeit oder sogar Depression
Herb	Darm und Mastdarm	Nervosität und Angstzustände

Mangel eines Rasas	körperliche Schwachpunkte	Emotionen und Gefühle
Süß	mangelnde Ernährung	Selbstbewusstseinsmangel
Sauer	Bildung von Gas	Minderwertigkeitskomplexe
Salzig	Verstopfung und Verhärtungen im Muskelgewebe	negative Einstellung
Scharf	träge Verdauung	nur geringe Begeisterungsfähigkeit
Bitter	Ansammlungen von Fett, Fettleibigkeit sowie von Giftstoffen	Selbsthass, der in Selbstmordgefährdung münden kann
Herb	Entzündungen und Schmerzen	tiefe Angst

GRUNDLEGENDE AYURVEDISCHE PRINZIPIEN

Grundsätzlich wird eine gesunde Ernährung im Ayurveda als **Pathya** (d. h. bekömmlich, heilsam, regelmäßig, förderlich) bezeichnet, wohingegen **Apathya** (d. h. ungesund, nicht heilend, unregelmäßig, nicht förderlich) eine ungesunde Ernährungsweise beschreibt.

Damit wir im Einklang mit uns selbst leben können und gesund bleiben, sollten wir **mindestens 75 Prozent unserer täglichen Speisen nach den Prinzipien von Pathya** ausrichten, da diese nicht nur unser körperliches sowie emotionales Wohlbefinden stärken, sondern auch unsere mental-spirituelle Entwicklung fördern. Darüber hinaus wirkt eine angemessene Ernährung auch im Krankheitsfall heilend, stärkend und ausgleichend.

Eine gesunde Ernährung nährt nicht nur unseren Körper und unseren Geist, sondern liefert auch grundlegendes Material für die Restauration und Regeneration unserer Dhatus. Im Zuge dessen verhindert **Ahara** die **Ansammlung von Malas** in unseren **Körpergeweben**. Nach den Lehren des Ayurveda wird eine wohltuende und verträgliche Mahlzeit schnell in unsere Dhatus umgesetzt und stellt keinen Störfaktor für unsere Doshas dar. Auf der anderen Seite sind alle Lebensmittel und Pflanzen, die unsere Doshas stören, unbekömmlich, da sie unsere Gewebe schwächen und sich dadurch toxische Substanzen ansammeln können. Im Kontrast dazu sind geistige Klarheit, Ausdauer, körperliche Kraft, Konzentrationsfähigkeit, eine angenehme Farbe, guter Geruch, Geschmack und Berührung sowie ein scharfer Verstand und eine schöne Haut nach den klassischen ayurvedischen Schriften Merkmale einer reinen, aufbauenden und gesunden Ernährung.

Ernährung und Gesundheit sind in der ayurvedischen Lehre also eng und unmittelbar miteinander verknüpft, wobei einerseits die richtige Kombination von Lebensmitteln sowie die sechs Geschmacksrichtungen und andererseits die Ausrichtung der Ernährung auf die Doshas eine fundamentale Rolle spielen. Aufgrund der unterschiedlichen energetischen Zusammensetzung unseres Geistes sowie unseres Körpers sollte unsere Ernährung nach den Prinzipien der ayurvedischen Lehren immer auf unsere **individuellen Bedürfnisse** angepasst werden. Im Zuge dessen schlägt das Ayurveda einige Grundregeln vor, die wir in unserer Ernährung beachten sollten und an denen wir uns orientieren können. Natürlich sollten diese Regeln lediglich als Orientierungspunkte angesehen und nicht allzu streng betrachtet werden. Stattdessen sollten wir vielmehr selbst beobachten, welche Dinge uns guttun und welche eher nicht. Schlussendlich geht es im Ayurveda nämlich immer auch darum, dass wir uns und unseren eigenen Körper intensiver wahrnehmen und ein angemessenes Gleichgewicht finden können.

Im Allgemeinen sind im Ayurveda **drei Hauptmahlzeiten** (morgens, mittags, abends) und **keine Zwischenmahlzeiten** die Regel. Die Hauptmahlzeiten werden dabei etwa immer zur selben Zeit verzehrt, wobei zwischen den Hauptmahlzeiten idealerweise **drei bis fünf Stunden** liegen, damit unser Körper die vorangegangene Mahlzeit vollständig verdauen kann.

Das **Mittagessen** gilt nach den ayurvedischen Lehren **als größte Hauptmahlzeit**, da unsere Verdauungskraft am Mittag am stärksten ist. Im Gegensatz dazu wird zum **Frühstück und am Abend** eher leicht gegessen, wobei die **ayurvedische Küche** im Allgemeinen überwiegend **warm** ist, um sowohl die Verdauung als auch den Stoffwechsel anzuregen. Außerdem wird viel mit **frisch** bzw. **schonend verarbeiteten Zutaten** sowie **mit Liebe gekocht** und großen Wert auf **natürliche, regionale** sowie **hochqualitative Lebensmittel** gelegt, die oftmals aus dem Eigenanbau stammen. Im Zuge dessen rät das Ayurveda, immer auf die **Individualität** in der Nahrungsauswahl und bei der Zubereitung zu achten und bei der Wahl der Lebensmittel die **persönlichen Vorlieben sowie Verträglichkeiten** (Prakriti und Vikriti) zu beachten.

Den Hauptbestandteil der Mahlzeiten bildet **gekochte Nahrung**. Rohkost findet dabei eher als Beilage oder, wenn überhaupt, als Mittagessen seinen Platz auf dem Speiseplan. Gerade beim Abendessen sollten Rohkost sowie tierische Eiweiße (z. B. Fleisch, Eier, Joghurt, Käse) möglichst vermieden werden, wohingegen Hülsenfrüchte (z. B. Kichererbsen, Mungobohnen, Linsen) und insbesondere Reis immer erlaubt sind. Wenn Rohkost und tierische Eiweiße dann aber doch einmal konsumiert werden, kann eine Wärmflasche den Magen beruhigen und Abhilfe schaffen.

Darüber hinaus betonen die ayurvedischen Lehren, dass **bewusstes, langsames und portionsgerechtes Essen** in einer **entspannten und ruhigen Umgebung** förderlich für den Erhalt unserer eigenen Gesundheit ist. Zum einen sollten wir dabei jedoch nur dann essen, wenn wir **wirklich hungrig** sind, und zum anderen **nur in Maßen konsumieren**, da sowohl zu viel als auch zu wenig Nahrung unterschiedliche Störungen (z. B. Verstopfung, Schlafstörungen, Störungen des Herz-Kreislauf-Systems) hervorrufen kann. Unterstützend kann hierbei das gedankliche Vierteln des Fassungsvermögens unseres Magens sein: zwei Teile widmen wir fester Nahrung, einen Teil flüssiger Nahrung und den vierten Teil lassen wir frei, um die Verdauungsfunktion unseres Körpers nicht zu stören.

Weiterhin spricht das Ayurveda den **Gewürzen** Heilkräfte zu, weshalb sich die Geschmacksrichtungen süß, sauer, salzig, scharf, bitter und herb nicht nur in vielfältiger Weise in der ayurvedischen Küche wiederfinden, sondern im Idealfall auch immer alle in einem Gericht vorhanden sein sollten. Zu den zehn wichtigsten Gewürzen des Ayurveda gehören dabei

Kurkuma, Koriander, Safran, Pfeffer, Kardamom, Nelken, Asafoetida, Zimt, Ingwer und Kreuzkümmel.

Im Gegensatz dazu sollte Salz immer sparsam verwendet und dabei auf Steinsalz zurückgegriffen werden.

Neben den Gewürzen legt die ayurvedische Küche außerdem großen Wert auf das **Trinken**, wobei **heiße Getränke** gekühlten Getränken grundsätzlich immer vorgezogen werden sollten und warmes Wasser sowie Ingwertee allgemein empfohlen werden. Nichtsdestotrotz sollten wir eine bis anderthalb Stunden vor sowie nach unseren Mahlzeiten nichts trinken, um unser Verdauungsfeuer nicht zu löschen. Gegen schluckweises Trinken von einem Glas heißem Wasser während des Essens sowie verdauungsanregende Tees vor dem Essen ist jedoch nichts einzuwenden und gilt sogar als verdauungsfördernd.

Um den Geschmack beim Kochen zu intensivieren, die Verdauung zu fördern und das Gewebe zu reinigen, werden Butter und Öl in der ayurvedischen Ernährung durch Ghee ersetzt. Außerdem werden Ahornsirup und Honig anstelle von Zucker genutzt, wobei der Honig nicht erhitzt werden sollte.

Des Weiteren gelten **falsche Lebensmittelkombinationen** oftmals als Ursache unterschiedlicher Erkrankungen, die das Blut verunreinigen und die Transportfunktionen behindern (z. B. Herzklopfen oder Hämophilie). Aus diesem Grund werden schwere und süße Speisen grundsätzlich vermieden und Milch wird nicht mit frischen Früchten, sauren oder salzigen Speisen, Fisch, Fleisch, Bananen, Knoblauch, Granatäpfeln, Senf, Sesamsamen, Rettich, Basilikum sowie Blattgemüse verzehrt, da die Kombination die Bildung von Verdauungsgiften fördert. Im Kontrast dazu verträgt sich Milch aus der Sicht der Ayurveda-Lehre jedoch mit gekochtem Getreide (z. B. Hafer, Dinkel, Reis), Ghee, Ingwer, Pfeffer, Honig, Mango und Weintrauben sehr gut. Weiterhin sollte Fisch nicht mit Milch, Joghurt, Buttermilch und Banane kombiniert werden und Fleisch nicht gemeinsam mit Milch, Sprossen, Honig, Rettich, Sesam oder Zuckerrohrprodukten gegessen werden, um keinerlei Nervenstörungen zu begünstigen. Abschließend wird auch von der Kombination aus frischen Früchten und gekochten Speisen sowie sauren Früchten mit Joghurt oder Käse abgeraten.

Auf einen Blick:

Ayurvedische Grundregeln zum Essen und den Lebensmitteln

- Pathya als gesunde Ernährung und Apathya als ungesunde Ernährungsweise
- 75 Prozent der täglichen Speisen sollten nach den Prinzipien von Pathya ausgerichtet sein
- bewusstes, langsames und portionsgerechtes Essen in einer entspannten und ruhigen Umgebung ist von hoher Wichtigkeit
- nur dann essen, wenn man wirklich hungrig ist
- das Essen stets gut kauen
- in Maßen essen: ein Viertel des Magens sollte frei bleiben, um Verdauungsfunktionen nicht zu stören
- drei Hauptmahlzeiten (morgens, mittags, abends) mit einem zeitlichen Abstand von drei bis fünf Stunden und keine Zwischenmahlzeiten
– Frühstück sollte warm und leicht sein, da unsere Verdauungsfunktion am Morgen träge ist

– Mittagessen als größte Mahlzeit, da Verdauungskraft am Mittag am stärksten ist

– Abendessen sollte, wie das Frühstück, leicht sein und etwa drei Stunden vor dem Schlafengehen eingenommen werden

- Verwendung von frischen und/oder schonend verarbeiteten Zutaten – möglichst natürliche, regionale und hochqualitative Lebensmittel
- Beachtung der persönlichen Vorlieben, Verträglichkeiten sowie der Individualität in der Nahrungsauswahl und bei der Zubereitung
- ayurvedische Küche ist überwiegend warm, um Verdauung und Stoffwechsel anzuregen
- den Hauptbestandteil der Mahlzeiten bildet mit Liebe gekochte Nahrung
- Rohkost als Beilage oder als Mittagessen
- Rohkost und tierische Eiweiße beim Abendessen vermeiden
- die sechs Geschmacksrichtungen süß, sauer, salzig, scharf, bitter und herb sollten in jedem Gericht vorhanden sein
- viel trinken, vorzugsweise heiße/warme Getränke (Wasser, Tee), während des Essens jedoch nur schluckweises Trinken von heißem Wasser sowie verdauungsanregende Tees vor dem Essen
- falsche Lebensmittelkombinationen vermeiden, um keine Erkrankungen hervorzurufen

DOSHA-GERECHTE ERNÄHRUNG

Eine Dosha-gerechte Ernährung stellt das Herzstück der ayurvedischen Gesundheitslehre dar, wobei ihr Prinzip auf dem Ausgleich von übermäßigen Eigenschaften basiert. Dabei ist es jedoch irrelevant, ob ein Dosha nur für eine kurze Zeit, aufgrund einer Störung, aus dem Gleichgewicht geraten oder ob es bereits von Natur aus permanent erhöht ist. Als Grundregel gilt dabei: Wenn Vata, Pitta und Kapha im Übermaß vorhanden sind, wird dieses Übermaß mit Lebensmitteln konträrer Geschmacksrichtungen bzw. Eigenschaften ausgeglichen.

Ernährung für Vata

Das Vata-Dosha geht mit den Elementen Luft und Raum einher. Aus diesem Grund müssen Menschen mit einer Vata-Konstitution, deren Eigenschaften unter anderem kalt, leicht, beweglich, trocken, rau und subtil ist, bei einem Vata-Übermaß Lebensmittel mit entgegengesetzten Eigenschaften – wie zum Beispiel warm, schwer, fest oder feucht – zu sich nehmen, um den Überschuss ausgleichen zu können. Zum Ausgleich der Vata-Eigenschaften eignen sich dabei Getreidegerichte mit Gemüse und Saucen, würzige Eintöpfe und starke Suppen hervorragend, wohingegen schwer verdauliche Speisen (z. B. Rohkost, Hülsenfrüchte, Kohlgemüse) lediglich in kleinen Mengen verzehrt werden und mit verdauungsfördernden Gewürzen (z. B. Fenchel, Asafoetida, Ingwer, Kreuzkümmel) zubereitet werden sollten. Daneben spielen auch die Geschmacksrichtungen süß, sauer und salzig für die Beruhigung von Vata eine zentrale Rolle. Im Gegensatz dazu reizen große Mengen der Rasas scharf, bitter und herb das Vata-Dosha und sollten deshalb nicht zu oft in die Mahlzeiten integriert werden. Für Menschen mit einer Vata-Konstitution sind darüber hinaus regelmäßige Essenszeiten wichtig, in denen sie sich vollkommen auf ihre Speisen konzentrieren können.

Die wichtigsten Lebensmittel zum Ausgleich des Vata-Doshas sind:	
Getreide	– Hafer, Weizen, Gerste, Amaranth, Quinoa, Couscous, Bulgur, Brot ohne Hefe, eingeweichtes und gekochtes Dinkel
Hülsenfrüchte	– rote Linsen, Soja, Mungobohnen, Adzukibohnen **Wichtig:** Die Hülsenfrüchte sollten gut eingeweicht, gekocht und anschließend in kleinen Mengen verzehrt werden.
Obst	– Banane, Erdbeere, Mango, Traube, Orange, Pfirsich, frische Aprikose, Kiwi, Ananas, Papaya, frische Pflaume, Himbeere, Limone, süß-säuerliche Äpfel, Feige, Mandarine, Persimone, süße Melone, Avocado, Dattel, frische Kokosnuss, Rhabarber
Gemüse	– Tomate, Karotte, Zucchini, Zwiebel, Süßkartoffel, Spargel, Kürbis, Lauch, Olive, Zuckererbse, Artischocke, Fenchel, Okraschote, Rote Bete, Schlangengurke, Pastinake, Aubergine, Kohlrabi, grüne Bohnen
Nüsse und Samen	– alle Nusssorten **Empfehlung:** die Nüsse werden idealerweise in ein wenig Ghee geröstet und/oder vor dem Verzehr für vier Stunden in Wasser eingeweicht.
tierische Produkte	– Eier, Huhn, Pute, Reh, Ente, Süßwasser- oder Meeresfische
Milchprodukte	– Joghurt, Butter, Hartkäse, Kefir, gesalzene Buttermilch, Sahne (Rahm), Milch mit einer Messerspitze gemahlenem Ingwer
Fette und Öle	– Ghee, Mandelöl, Kokoscreme, Sesamöl, Maisöl

Gewürze	– Kurkuma, Ingwer, Kreuzkümmel, Oregano, Nelken, Senfkörner, Anis, Kardamom, Fenchel, Dill, Majoran, Paprika, Basilikum, Asafoetida, Pfefferminze, Muskatnuss, Muskatblüten, Bockshornkleesamen, Lorbeerblätter, Piment, Steinsalz, gebratener Knoblauch
Süßungsmittel	– Melasse, Palmzucker, Fruchtdicksaft **Wichtig:** maximal 30 g Süßungsmittel pro Tag
Getränke	– warmes Wasser, Pfefferminztee, Kamillentee, Fencheltee, Karottensaft, Ananassaft, Beerensaft, Mangosaft, Gemüsesaft, Orangensaft, frischer Zitronensaft mit Steinsalz

Ernährung für Pitta

Pitta korrespondiert hauptsächlich mit dem Element Feuer, weshalb seine Qualitäten dementsprechend heiß, scharf und durchdringend sind. Aus diesem Grund benötigen Menschen mit einer Pitta-Konstitution eine Ernährung, die kühlend und dämpfend zugleich wirkt. Obgleich viele Menschen, die ein Pitta-betontes Dosha haben, gerne scharf und heiß essen, vertragen sie Speisen, die nur mäßig und ausgleichend gewürzt sind (z. B. Kurkuma, Fenchel, Kardamom, Koriander), wesentlich besser. Im Gegensatz dazu sollten saure und erhitzende Lebensmittel (z. B. Zitrusfrüchte, rotes Fleisch, Essig oder saure Beeren) möglichst vermieden werden. Darüber hinaus tragen die Geschmacksrichtungen süß, bitter und herb zum Ausgleich eines erhöhten Pitta-Doshas bei. Außerdem sind regelmäßige Mahlzeiten in einer heiteren und ruhigen Atmosphäre für den Pitta-Typen besonders wichtig und viel Bewegung und Sport helfen ihm dabei, sowohl auf mentaler als auch auf körperlicher Ebene Druck abzulassen.

Die wichtigsten Lebensmittel zum Ausgleich des Pitta-Doshas sind:	
Getreide	– Hafer, Weizen, Dinkel, Gerste, Basmatireis, Hirse
Hülsenfrüchte	– Kichererbsen, Kidneybohnen, Mungobohnen, Adzukibohnen, Limabohnen, rote und gelbe Linsen, Sojabohnen, die mit Asafoetida gekocht werden
Obst	– Apfel, Pflaume, Traube, Birne, Banane, Granatapfel, Aprikose, Dattel, Trockenobst, Rosine, Kokosnuss, Feige, Avocado, süße Kirsche, süße Orange, süße Ananas, süße Beeren
Gemüse	– Kartoffel, Kürbis, Mais, Tomate, Brokkoli, Erbse, Paprika, Petersilie, Salatsorten, Artischocke, Spinat, Kohlrabi, Sellerieknolle, Spargel, Blattgemüse, Kohlsorten, Gurke, Süßkartoffel, Pastinake, Staudensellerie, Bockshornkleeblätter, Alfalfasprossen, Rote Bete, Okraschote, grüne Bohnen, frischer Koriander, grüne Peperoni

Nüsse und Samen	– Sonnenblumenkerne, Kürbiskerne, Sesamsamen
tierische Produkte	– helles Geflügelfleisch, Kaninchen, Eiweiß
Milchprodukte	– Frischkäse, Sojamilch, Ziegenmilch, ungesalzene Butter, süße Buttermilch, magerer Käse, magere Kuhmilch
Fette und Öle	– Ghee, Sojaöl, Kokosöl, Walnussöl, Sonnenblumenöl
Gewürze	– Kurkuma, Kümmel, Safran, Zimt, Koriander, Fenchel, Kardamom, Kreuzkümmel, Rosmarin, Basilikum, Dill, Curryblätter, Minze, Pfefferminze, Rosenwasser, schwarzer Pfeffer
Süßungsmittel	– Fruchtdicksaft, Ahornsirup, Reissirup, Fruchtzucker, kaltgeschleuderter Honig
Getränke	– Fencheltee, Jasmintee, Süßholztee, Hibiskustee, Zitronengrastee, Apfelsaft, Kirschsaft, Mangosaft, Pflaumensaft **Wichtig:** Alle Getränke sollten kühl bis lauwarm sein.

Ernährung für Kapha

Beim Kapha-Dosha dominieren die Elemente Wasser und Erde, weshalb das Ayurveda ihm unter anderem die Qualitäten kalt, feucht und schwer zuspricht. Fett, Eiweißprodukte und Kohlenhydrate (Zucker bzw. Stärke) werden in diesem Sinn den schweren Nahrungsmitteln zugeordnet, weshalb Menschen mit einer Kapha-Konstitution zum Ausgleich warme, eher trockene und leichte Speisen verzehren sollten. Außerdem tragen die Geschmacksrichtungen scharf, bitter und herb dazu bei, ein übermäßiges Kapha-Dosha auszugleichen. Im Zuge dessen wirken sich insbesondere regelmäßig eingehaltene Fastentage positiv auf die Kapha-Konstitution aus. Zudem sollten Kapha-Typen regelmäßige Bewegung sowie sportliche Betätigung im Freien in ihren Alltag integrieren, um einerseits ihren Stoffwechsel anzuregen und andererseits mehr an Leichtigkeit dazuzugewinnen.

Die wichtigsten Lebensmittel zum Ausgleich des Kapha-Doshas sind:	
Getreide	– Gerste, Hirse, Dinkelflocken, Amaranth, Haferflocken, Buchweizen, wenig Reis
Hülsenfrüchte	– Erbsen, Kichererbsen, Kidneybohnen, Mungobohnen, Limabohnen, Adzukibohnen, schwarze Bohnen, rote und gelbe Linsen
Obst	– Pfirsich, Johannisbeere, Granatapfel, Persimone, Grapefruit, Papaya, Quitte, herber Apfel, blaue Trauben
Gemüse	– Karotte, Spargel, Zucchini, Artischocke, Gurke, Chilischote, Rettich, Zwiebel, Sprossen, Knoblauch, Aubergine, Blattgemüse, Kohlsorten, Salatsorten, Staudensellerie, Rote Bete, Paprika, Pastinake, Okraschote, Kohlrabi, Bambussprossen, Bärlauch, grüne Bohnen, rote Peperoni
Nüsse und Samen	– Pinienkerne, Kürbiskerne, Sonnenblumenkerne

tierische Produkte	– mageres rotes Fleisch, Fluss- oder Seefisch
Milchprodukte	– nur fettarme Kuh- oder Ziegenmilch
Fette und Öle	– Senföl, Olivenöl, geringe Mengen an Sonnenblumenöl
Gewürze	– Kurkuma, Kümmel, Kreuzkümmel, Nelken, Muskatnuss, Majoran, Anis, Chili, Curryblätter, Paprika, Oregano, Petersilie, Cayennepfeffer, Ajwain, Bockshornkleesamen und -blätter, Estragon, Senfkörner, Thymian, Piment, Sternanis, Wacholderbeeren, frischer und getrockneter Ingwer, weißer und schwarzer Pfeffer
Süßungsmittel	– Palmzucker, kaltgeschleuderter Honig
Getränke	– heißes Wasser, heißes Ingwerwasser, heißer Kräutertee, heiße Milch mit ein wenig Pfeffer und Kardamom oder Ingwer

Ernährung für Vata-Pitta

Das Vata-Pitta-Dosha wird von einem süßlichen Geschmack in Balance gehalten, steigt durch eine bittere Geschmacksrichtung jedoch an, weshalb Menschen mit einer Vata-Pitta-Konstitution den süßen Geschmack bei der Auswahl von Lebensmitteln und Getränken vorziehen sollten. Grundsätzlich sind nahrhafte, leicht ölige und frisch zubereitete Speisen sowie regelmäßige Essenszeiten für Menschen mit einer Vata-Pitta-Konstitution wichtig. Gemäß dem Vorherrschen bestimmter Doshas während der einzelnen Jahreszeiten (Kapitel „Die Jahreszeiten im Ayurveda") sollte sowohl im Frühjahr als auch im Herbst auf eine Vata reduzierende Ernährung und im Sommer auf eine Pitta reduzierende Ernährung geachtet werden.

Die wichtigsten Lebensmittel zum Ausgleich des Vata-Pitta-Doshas sind:

Getreide	– Hafer, Dinkel, Vollweizen, Vollkornreis Wichtig: gekocht verzehren – Brot ohne Hefe, kein Frischkornmüsli
Hülsenfrüchte	– Tofu, Mungobohnen, Sojabohnen, gelbe Linsen
Obst	– Aprikose, Erdbeere, Banane, Birne, Orange, Mango, Brombeere, Himbeere, Clementine, Pfirsich, Avocado, Pflaume, Traube, Kokosnuss, süßer Apfel, frische Dattel, frische Feige Wichtig: reifes und süßes Obst
Gemüse	– Tomate, Karotte, Kürbis, Schalotte, Süßkartoffel, Pastinake, Lauch, Okraschote, Edelkastanie, Rote Bete
Nüsse und Samen	– Mandel, Kürbiskerne, Sonnenblumenkerne, Sesam Wichtig: wenig Nüsse und Samen, die mit Ghee angeröstet sind
tierische Produkte	– Pute, Huhn, Eier, Meeresfisch, Lamm, Ente, Reh

Milchprodukte	– Käse, warme Kuhmilch mit Kardamom
Fette und Öle	– Ghee, Sonnenblumenöl, Leinöl, Olivenöl, Avocadoöl, Kokosöl
Gewürze	– Kurkuma, Lorbeer, Nelken, Muskat, Zimt, Anis, Dill, Kardamom, Knoblauchpulver oder -paste, Majoran, Minze, Basilikum, Bockshornklee, Oregano, Fenchel, Safran, Thymian, Pfefferminze, Rosmarin, Schwarzkümmel, frischer Ingwer, schwarzer Pfeffer
Süßungsmittel	– Ahornsirup, Reissirup, Melasse, Palmzucker, kaltgeschleuderter Honig
Getränke	– Zimttee, Pfefferminztee, Kamillentee, lauwarmes Wasser, warme Kuhmilch mit Kardamom

Ernährung für Vata-Kapha

Die Gemeinsamkeit von Vata und Kapha liegt darin, dass beide Doshas ausreichend Wärme benötigen. Aus diesem Grund sollten Menschen, bei denen Vata und auch Kapha dominieren, frisch gekochte sowie warme Mahlzeiten bevorzugen. Vorteilhaft ist außerdem, wenn Vata-Kapha-Typen über den Tag verteilt schluckweise heißes Wasser trinken, um ihr Verdauungsfeuer anzuregen. Eine leichte und warme Mahlzeit am Abend entlastet zudem ihre Verdauung und fördert einen guten Schlaf. Um ein Vata-Übermaß ausgleichen zu können, sind süße, saure und salzige Geschmacksrichtungen notwendig, wohingegen auf scharfe, bittere und herbe Rasas zurückgegriffen werden sollte, um ein Übermaß an Kapha auszubalancieren.

Die wichtigsten Lebensmittel zum Ausgleich des Vata-Kapha-Doshas sind:	
Getreide	– Weizen, Gerste, Vollkornreis, Basmatireis
Hülsenfrüchte	– Tofu, Mungobohnen
Obst	– Himbeere, Kirsche, Orange, Limette, Mango, Brombeere, Ananas, Granatapfel, Grapefruit, Papaya, Pfirsich, Traube, Persimone – Trockenfrüchte: Birne, Apfel, Dattel, Pflaume, Aprikose, Feige
Gemüse	– Tomate, Karotte, Kartoffel, Paprika, Schalotte, Aubergine, Blumenkohl, Gurke, Erbse, Lauch, Mais, Sellerie, Spinat, Zucchini, Meerrettich, Okraschote, Radieschen, rohes Blattgemüse, Salat mit Olivenöl-Senf-Sauce
Nüsse und Samen	– Sonnenblumenkerne, Sesam, Kürbiskerne
tierische Produkte	– Pute, Huhn, Eier, Seefisch

Milchprodukte	– Magerkäse, warme Magermilch
Fette und Öle	– Senföl, Leinsamenöl, Sesamöl
Gewürze	– Kreuzkümmel, Nelken, Muskat, Zimt, Anis, Dill, Kardamom, Knoblauch, Lorbeer, Ajwain, Basilikum, Cayennepfeffer, Galgant, Ingwer, Senfsamen, Thymian, Quendelkraut, Rosmarin, frischer Koriander, scharfer Senf
Süßungsmittel	– kaltgeschleuderter Honig
Getränke	– warmes Wasser, warmes Ingwerwasser, Kräutertees

Ernährung für Pitta-Kapha

Bei dem Pitta-Kapha-Naturell kann sich vor allem ein Übermaß an sauren oder salzigen Lebensmitteln ungünstig auf das Wohlbefinden und die Gesundheit auswirken, da diese Rasas beiden Doshas gemein sind und zu Wasseransammlungen in den Dhatus, zu Übergewicht oder Übersäuerung führen können. Um sowohl den Pitta- als auch den Kapha-Anteil zu entlasten, ist ein höherer Anteil an herben und bitteren Lebensmitteln notwendig. Dabei sollte die Ernährung im Sommer stärkeren Fokus auf die Reduktion von Pitta legen, wobei im Winter eher die Kapha-Anteile reduziert werden sollten.

Die wichtigsten Lebensmittel zum Ausgleich des Pitta-Kapha-Doshas sind:

Getreide	– Hafer, Weizen, Gerste, Basmatireis, brauner Reis, Rundkornreis
Hülsenfrüchte	– Tofu, Sojaprodukte, Erbsen, Kichererbsen, Linsen, Mungobohnen, Kidneybohnen Wichtig: Alle Hülsenfrüchte sollten mit Asafoetida gewürzt werden, sodass diese besser verdaut werden können.
Obst	– Beeren, Kirschen, Trauben, Rosinen, Mirabellen, herber Apfel, Trockenfrüchte
Gemüse	– Gurke, Karotte, Paprika, Brokkoli, Artischocke, Rosenkohl, Rote Bete, Blumenkohl, Maiskolben, Mungosprossen, Weißkohl, Selleriestange, Alfalfasprossen, rote und grüne Peperoni
Nüsse und Samen	– Walnüsse, Pinienkerne, Sonnenblumenkerne, Kürbiskerne, Edelkastanie
tierische Produkte	– Huhn, Pute, Eiweiß, Seefisch

Milchprodukte	– Ghee, Sojamilch, Frischkäse, ungesalzene Butter, Magermilch von Kuh, Schaf und Ziege
Fette und Öle	– Olivenöl, Sonnenblumenöl, Rapsöl, Maiskeimöl
Gewürze	– Kurkuma, Kardamom, Dill, Fenchel, Gewürzkardamom, Eisenkraut, Estragon, Kalonji, Oregano, Minze, Zimt, Senfkörner, Rosmarin, Kümmel, Muskatblüte, frischer Bärlauch, frischer Koriander
Süßungsmittel	– Apfeldicksaft, Reissirup, kaltgeschleuderter Honig
Getränke	– Hibiskustee, lauwarmes stilles Wasser, Gemüsesaft, Weizengrassaft, Preiselbeersaft

Ernährung für Vata-Pitta-Kapha

In der Regel liegt ein ausgeglichenes Verhältnis der drei Doshas Vata, Pitta und Kapha eher selten vor, wobei der Vorteil des ausgewogenen Zusammenspiels im harmonischen Miteinander der drei Doshas sowie aller fünf Elemente liegt. Um dieses harmonische Zusammenspiel aufrechterhalten zu können, ist es für Menschen, bei denen alle drei Doshas dominant sind, wichtig, sowohl auf ihren geistigen als auch auf ihren psychischen Zustand zu achten und sich primär auf diesen beiden Ebenen um ein Gleichgewicht zu bemühen. Genau wie beim Vata-Pitta-Typen, beim Vata-Kapha-Typen und beim Pitta-Kapha-Typen ist es wichtig, dass Vata-Pitta-Kapha-Typen aufmerksam und bewusst beobachten, welches Dosha bzw. welche Doshas im gegenwärtigen Moment vorherrschen und drohen, aus dem Gleichgewicht zu geraten. Im Anschluss müssen dann die entsprechend geeigneten Nahrungsmittel gewählt werden, weshalb sich beim Vata-Pitta-Kapha-Typen auch pauschal keine Nahrungsmittel-Empfehlungen geben lassen. Grundsätzlich gelten jedoch folgende Leitlinien: Im Frühjahr und im Herbst sollte auf eine Vata beruhigende Ernährung (Tabelle zu „Ernährung für Vata") geachtet werden, wohingegen im späten Frühjahr und im Sommer eine Pitta beruhigende Ernährung (Tabelle zu „Ernährung für Pitta") und im Winter sowie im beginnenden Frühjahr eine Kapha beruhigende Ernährung (Tabelle zu „Ernährung für Kapha“) im Fokus stehen sollten.

Dosha-Störungen & Ungleichgewicht

ANZEICHEN FÜR DOSHA-STÖRUNGEN

Die Doshas kennzeichnen unsere persönliche Konstitution und bringen im Zuge dessen unser individuelles Naturell zum Ausdruck. Dabei fungieren die Doshas im Rahmen unserer Gesundheit sowie unseres Wohlbefindens als wertvolle Orientierungs- und Leitlinie, die uns nicht nur ein harmonisches Gleichgewicht aufzeigt, sondern darüber hinaus auch Anzeichen für potenzielle Dosha-Störungen liefern kann.

Die Kunst des Ayurveda besteht darin, das natürliche Gleichgewicht der Doshas aufrechtzuerhalten bzw. dieses wiederherzustellen, wenn sich Disharmonien, Störungen und eventuell sogar Erkrankungen eingeschlichen haben sollten. Hierbei geht es keineswegs um die Neutralisierung der Lebensenergien, sondern vielmehr darum, die eigentliche Wesensnatur kreativ auszuleben.

Die Anzeichen für Dosha-spezifische Störungen liefern dabei wertvolle Hinweise. Sollten zwei oder sogar alle drei Doshas bei Ihrer individuellen Konstitution dominant sein, ergibt sich daraus eine große Bandbreite potenzieller Störungen auf körperlicher sowie emotionaler Ebene, die sogar gegensätzlicher Natur sein können. Aus diesem Grund ist es sinnvoll, die Symptome der drei Doshas differenziert zu betrachten und im Anschluss die jeweils akutesten und stärksten Beschwerden ausfindig zu machen und diese zu behandeln.

Anzeichen für Vata-Störungen

Vata wird in erster Linie durch die Qualitäten kalt, rau, trocken und beweglich gekennzeichnet, weshalb alles, was diese Eigenschaften aufweist, das Vata-Dosha erhöht. Zu den typischen Vata-Störungen gehören dabei ...

auf körperlicher Ebene:

- trockene Haut, fahler und blasser Teint, trübe Augen, trockener Hals
- trüber oder grauer Urin, dunkler und harter Stuhlgang
- häufiges Gähnen, Schluckauf
- Verstopfungen, Blähungen, Durchfall, schwankende Verdauung, ein allgemein empfindlicher Verdauungstrakt
- körperliche Steifheit nach dem Aufstehen, ruheloser Schlaf, allgemeine Schlafstörungen (z. B. mehrmaliges Aufwachen in der Nacht)
- Kopfschmerzen, Rückenschmerzen, Beschwerden des Bewegungsapparates
- Erschöpfung, labiles Immunsystem, Nervenreizungen
- exzessives Reden, frühzeitiger Alterungsprozess

auf emotionaler Ebene:

- Erschöpfungszustand, geringe Ausdauer
- Intoleranz, Reizbarkeit, Ungeduld, Trauer, Stimmungsschwankungen
- Ängstlichkeit, Stressempfänglichkeit, Chaos, Nervosität, Sorgen, Unstrukturiertheit

Anzeichen für Pitta-Störungen

In der Regel kann alles, was die charakteristischen Pitta-Eigenschaften wie heiß, scharf, sauer, leicht, flüssig und ölig enthält, das Pitta-Dosha verstärken und damit zu einem Ungleichgewicht auf körperlicher sowie emotionaler Ebene führen. Zu den typischen Störungen einer Pitta-Konstitution gehören dabei ...

auf körperlicher Ebene:

- Ausschläge, Pickel, gerötete, brennende und rissige Haut, gerötete Augen
- gelber bis dunkelgelber Urin, dünner Stuhlgang
- Überhitzungsgefühl, starkes Schwitzen, starker Körpergeruch
- starker Hunger, starker Durst, Heißhunger, Schwierigkeiten bei der Zunahme
- Hautkrankheiten, Entzündungsprozesse
- Magenprobleme, Übersäuerung im Verdauungstrakt, Gastritis, Sodbrennen
- Migräne, Zahnfleischbluten, Überlastung im Kopf

auf emotionaler Ebene:

- Wutausbrüche, emotionale Reizbarkeit, Aggressionen, Eifersucht, Zorn
- Unzufriedenheit, Ungeduld
- Perfektionismus, Kritiksucht, Arbeitswut, innere Anspannung, ungezügelte Kraft, Egozentrik

Anzeichen für Kapha-Störungen

Sobald die gesunde Verteilung der Elemente Erde und Wasser beim Kapha-Dosha gestört sind und die typischen Eigenschaften der Kapha-Konstitution wie feucht, kühl, schwer, langsam und stabil erhöht sind, wird das Kapha-Naturell in ein Ungleichgewicht geführt. Charakteristische Störungen, die dann auftreten können, sind ...

auf körperlicher Ebene:

- weißliche Augen, glanzloser Teint, feuchte Haut, übermäßiger Speichelfluss, süßlicher Geschmack im Mund, Halskitzeln
- weißlicher Urin, weißlicher Stuhlgang
- schwere Verdauung, Übergewicht, Wassereinlagerungen, gelegentliche Übelkeit
- Kältegefühl, Schnupfen, verschleimte Nasennebenhöhlen, Verschleimungen im Kopf- oder Brustbereich, Allergien
- Tumorbildung, Diabetes mellitus

auf emotionaler Ebene:

- Trägheitsgefühl, Schweregefühl, Niedergeschlagenheit, Antriebslosigkeit, Depressionen
- Gier, Genusssucht
- Schwierigkeiten beim morgendlichen Aufwachen, anhaltende Schläfrigkeit

KRANKHEITEN & BESCHWERDEN

Nach dem Wissen des Ayurveda entstehen Krankheiten immer dann, wenn das Verhältnis der Doshas aus der Balance geraten ist. In der Regel kontrollieren und regulieren die Bioenergien sich gegenseitig. Eine Störung bzw. ein Übermaß eines Doshas bringt dabei Dosha-typische Symptome mit sich, die mit den fünf Elementen im Zusammenhang stehen. Damit wir Krankheiten nun abwehren oder auch heilen können, muss unser Ojas (feinstes Stoffwechselendprodukt, essenzielle Lebensessenz) stark genug sein, da es als eine Art Puffersystem fungiert und das Gleichgewicht der Doshas bewahrt. Sobald das Ojas geschwächt ist, kommt es in der Folge zu Dysbalancen, Beschwerden und Krankheiten. Ein geschwächtes Ojas kann man dabei unter anderem an permanenter Müdigkeit, Energielosigkeit und Lustlosigkeit, einem instabilen Immunsystem, blasser und fahler Haut oder einer schwachen Libido erkennen, wohingegen sich ein starkes Ojas in einer vitalen Ausstrahlung und dem umgangssprachlichen „gewissen Etwas" ausdrückt.

Als **Ojas** wird im Ayurveda das feinste Stoffwechselendprodukt bzw. die essenzielle Lebensessenz bezeichnet, die für den körperlichen Energiehaushalt und die Kommunikation zwischen den sieben Dhatus zuständig ist. Dabei stärkt Ojas nicht nur die körperliche Abwehrkraft, sondern stellt auch zwischen Körper und Geist eine Verbindung dar.

Darüber hinaus sind all unsere Dhatus im Körper über Kanäle und Systeme, die den gesamten Körper durchziehen, miteinander verknüpft. Durch dieses Biokanalsystem **(srotamsi)** fließt Blut, Plasma und die Lebensenergie, sodass der selektive Austausch von Stoffen und Informationen möglich ist. Außerdem wird von den Geweben zellulärer Abfall **(Malas)** produziert, der dann in Form von Schweiß, Urin und Stuhl ausgeschieden wird.

Unsere Körpergewebe werden vom Agni mit wichtigen Nährstoffen versorgt, dieses wandelt unsere Nahrung in Energie um und unterstützt uns bei unseren körperlichen Verdauungs- und Ausscheidungsprozessen. Ist unser Stoffwechsel jedoch gestört oder treten Blockaden auf, entstehen Schlackenstoffe (*Ama*), die durch unseren Körper hindurch zirkulieren, für diese aber eine Belastung darstellen, da sie eine Vielzahl von Beschwerden und Erkrankungen im Organismus hervorrufen können. Da Ama sehr klebrig sind, heften sie sich an die einzelnen Biokanäle (Kanäle und spezielle Systeme, die die Dhatus miteinander verbinden) und führen somit zu Blockaden des gesamten Biokanalsystems, der die Dhatus eigentlich mit wichtigen Stoffen, Informationen und Energie versorgen sollte. Aufgrund dessen können die Doshas unsere Gewebe nicht mehr ausreichend versorgen und ernähren, weshalb sie ihre Funktion verlieren und Krankheiten entstehen.

Viele chronische Erkrankungen sind multifaktoriell und haben dementsprechend mehrere Ursachen. Aus diesem Grund befasst sich die ganzheitliche ayurvedische Gesundheitslehre mit dem Leben als Ganzes und vereint dabei körperliche, psychische, mentale sowie spirituelle Aspekte unseres Selbst. Anstatt nur die sichtbar aufgetretenen Symptome einer Krankheit zu behandeln, betrachtet das Ayurveda den Menschen vielmehr in seiner Gesamtheit und behandelt eben nicht nur die Symptome, sondern versucht auch, die Ursachen zu therapieren. Die Ursache einer Krankheit gleicht dabei einem Samenkorn, in dem der bislang noch nicht manifestierte Baum schlummert. Der gewachsene Baum repräsentiert wiederum das Potential des Samenkorns (also die Fähigkeit, zum Baum zu werden), das zum Ausdruck gelangt ist und dabei die Krankheit symbolisiert, die sich aus den gesundheitsschädlichen Gewohnheiten heraus entwickelt hat.

Die ayurvedische Medizin stellt **individuelle Diagnosen**, behält stets den **Patienten im Fokus** und baut aus vielen unterschiedlichen Bausteinen eine geeignete Therapie zusammen. Dabei können die ayurvedischen Behandlungen aber auch **begleitend zu anderen Therapieformen** eingesetzt werden, um Körper und Geist wieder in Harmonie zu bringen. **Auch Schulmedizin kann also gut mit Ayurveda vereint werden.** Grundsätzlich ist Gesundheit im Ayurveda ebenfalls eng mit der Ernährung verknüpft, weshalb es besonders wichtig ist, auf eine typengerechte Ernährung (Kapitel „Dosha-gerechte Ernährung" und „Dosha-gerechte Rezeptauswahl") zu achten, die auf unsere individuelle Konstitution abgestimmt ist.

Daneben sind auch körperliche Betätigungen, Yoga-Einheiten (Kapitel „Das Yoga-Manual“) sowie ayurvedische Routinen (Kapitel „Ayurvedische Routinen“) sinnvoll, um Krankheiten effektiv vorzubeugen. Sind Körper und Geist dann aber doch einmal überbeansprucht und sind die jeweiligen Folgen bereits spürbar, gibt es neben der individuellen Ernährungsweise natürlich auch noch einige andere Dinge, die wir tun können, um wieder zurück ins Gleichgewicht zu finden. So bringen verschiedene Meditationstechniken (Kapitel „Meditation“) und Atemübungen (Kapitel „Der Atem“) unseren Geist wieder zur Ruhe, sorgen für seelische Entlastung und helfen somit dabei, unseren Körper zu heilen.

Da Gesundheit und Wohlbefinden im Ayurveda aber ganz individuell sind, ist in erster Linie das Gleichgewicht zwischen unseren persönlichen Doshas wichtig, dieses bildet somit das Fundament für körperliche und geistige Gesundheit.

DIE DOSHAS BALANCIEREN

Jedes der drei Doshas ist in unserem Körper für unterschiedliche Bereiche verantwortlich. Ist nun ein oder sind sogar mehrere Doshas im Übermaß vorhanden, kann es schnell zu unangenehmen Folgebeschwerden und damit einhergehend zu Krankheiten kommen. Mit einigen simplen, aber sehr effektiven ayurvedischen Ernährungs- und Gesundheitsmaßnahmen kann dieser Überschuss jedoch relativ schnell und nachhaltig ausgeglichen und das persönliche körperliche sowie psychische Wohlbefinden wieder gesteigert werden.

Wenn Ihr dominantes Dosha gestört ist, sollten Sie sich an die nachfolgenden Tipps halten, um die Störung balancieren und ausgleichen zu können. Ziel ist es also, das Gleichgewicht wiederherzustellen. Dominieren bei Ihnen jedoch zwei oder sogar alle drei Doshas, gilt grundsätzlich, dass immer dem etwas stärker ausgeprägten Dosha Vorrang gegeben werden sollte. Darüber hinaus empfiehlt es sich, das Dosha, das in der jeweiligen Jahreszeit aktiv ist, zu besänftigen (Kapitel „Die Jahreszeiten im Ayurveda“).

Vata-Störung

Das Vata-Dosha symbolisiert das Prinzip der Bewegung und Veränderlichkeit und ist somit primär für unsere mentalen sowie physiologischen Aktivitäten verantwortlich. Menschen, die zu einem übermäßigen Vata-Anteil neigen, sind sensible, liebenswerte, lebendige und gleichzeitig begeisterungsfähige Zeitgenossen, die vor lauter Hingabe dazu neigen, einen unregelmäßigen Tagesablauf zu haben, Mahlzeiten zu vergessen und diese in der Folge sogar auszulassen. Ihr Vata-Übermaß kann sich dann ganz schnell in Form von trockener Haut, Verstopfungen, Schlafstörungen, Ängstlichkeit, Nervosität oder zum Beispiel in einem Erschöpfungszustand bemerkbar machen. Im Allgemeinen kann ein Vata-Ungleichgewicht durch **Ruhe, Regelmäßigkeit und Wärme** sowie durch die drei Geschmacksrichtungen **süß, sauer und salzig** ausgeglichen werden. So erwärmen regelmäßige frisch gekochte und warme Speisen, die leicht verdauliche Eiweißquellen besitzen, das kühle Vata-Dosha und wirken zur selben Zeit beruhigend. Besonders wohltuend sind dabei Suppen, Gemüse, ein Kompott aus süßen Früchten oder ein süßer Frühstücksbrei am Morgen, wobei die einzelnen Speisen in einer ruhigen und entspannten Atmosphäre verzehrt werden sollten. Im Gegensatz dazu sollte auf kalte Nahrung und Rohkost verzichtet werden – insbesondere am Abend. **Nach dem Essen** empfiehlt es sich, noch **mindestens zehn Minuten sitzen zu bleiben**, um die Verdauung nicht zusätzlich zu belasten. In der Regel benötigt das Verdauungssystem mindestens drei Stunden, um zur Ruhe zu kommen. Aus diesem Grund sollten Menschen mit einer Vata-Störung die Hauptmahlzeit am Mittag verzehren. Wenn es einmal jedoch nicht möglich ist, die größte Mahlzeit mittags zu sich zu nehmen, sollte bei einer Vata-Störung nicht mehr nach 19 Uhr abends gegessen werden.

Obgleich es den meisten Menschen schwerfällt, sollte die **Zubettgehzeit** bei einer Vata-Störung **nicht später als 22 Uhr sein**. Zudem schlafen Vata-Typen gerne länger als acht Stunden. Da von 18 Uhr bis 22 Uhr Kapha-Zeit herrscht, sollten Menschen mit einem Vata-Naturell möglichst viel Zeit von dieser beruhigenden Qualität mit ins Bett nehmen.

Außerdem tragen **Bewegung und frische Luft** dazu bei, ein erhöhtes Vata-Dosha zu reduzieren. Weiterhin gilt es, belastende **Stressquellen zu reduzieren** und stattdessen regelmäßige **Meditationen** in den Alltag zu integrieren, um den Geist zu beruhigen und gelassener zu werden. Am Morgen wirken zudem ayurvedische Ölmassagen wohltuend, die das gesamte körperliche und geistige System entspannen.

Erste-Hilfe-Box bei Vata-Störungen

- Ruhe, Regelmäßigkeit und Wärme
- Etablierung der drei Geschmacksrichtungen süß, sauer und salzig in die Ernährung
- regelmäßige, frisch gekochte und warme Speisen mit leicht verdaulichen Eiweißquellen
- ruhige und entspannte Atmosphäre beim Essen
- Verzicht von Rohkost und kalter Nahrung
- nach dem Essen mindestens zehn Minuten sitzen bleiben
- Hauptmahlzeit idealerweise am Mittag oder nicht später als 19 Uhr
- Zubettgehzeit nicht später als 22 Uhr
- Bewegung und frische Luft
- Reduktion von belastenden Stressquellen
- regelmäßige Meditationen, ayurvedische Ölmassagen

Pitta-Störung

Pitta repräsentiert das Prinzip der Umwandlung und der Energiegewinnung und reguliert sämtliche Umwandlungsprozesse in unserem Körper, zu denen etwa die Energiegewinnung, die Nahrungsaufspaltung sowie die Temperaturregulation gehören. Da Pitta hauptsächlich aus dem Element Feuer entsteht, sollten Menschen mit einer Pitta-Konstitution darauf achten, eine **scharfe und saure Ernährungsweise zu vermeiden**, um das feurige Pitta-Dosha nicht noch mehr zu verstärken und so in ein Übermaß zu geraten. Vielmehr sollten Pitta-Typen auf **kalte Speisen zurückgreifen** und die **Geschmacksrichtungen bitter, herb und süß** betonen. Grundsätzlich sollte die **Hauptmahlzeit** eines Pitta-Naturells am **Mittag** verzehrt werden, wobei Menschen mit einer Pitta-Konstitution auf **sättigendes** und **nahrhaftes** Essen, knackige und frische Salate, grünes Gemüse und Kräuter, Ghee und erfrischende, aber nicht eiskalte Getränke zurückgreifen sollten. Ein frisch gepresster und süßer Granatapfelsaft gilt hierbei als ideales Pitta-Getränk, da es kühlend und herb zugleich ist. Im Kontrast dazu reizen und erhitzen **kräftig und scharf gewürzte, sehr salzige, scharfe und fettige Speisen sowie Kaffee, Alkohol und Essig** das Pitta-Dosha zusätzlich und sollten daher **vermieden** werden. Für ihren starken Stoffwechsel benötigen Menschen mit einem dominanten Pitta-Dosha zudem permanent nährstofflichen Nachschub, weshalb das Fasten für sie eher **nicht geeignet** ist.

Pitta steht buchstäblich für Energie, die auch auf körperlicher Ebene umgesetzt werden muss. Aus diesem Grund geht es Menschen mit einem Pitta-Naturell ohne sportlichen Ausgleich in der Regel schlechter, weshalb sie sportliche Betätigungen als festen Bestandteil in ihren Alltag integrieren sollten. Auf der anderen Seite benötigen Menschen mit einem dominanten Pitta-Dosha aber auch gezielte Entspannungsphasen, da sie ihren Zielen manchmal ohne Rücksicht nachgehen möchten. Beim Pitta-Typen gilt deshalb grundsätzlich, dass sowohl Überforderung als auch Unterforderung vermieden werden sollte. Wenn Pitta-Naturelle ihre Energie nämlich nicht konstruktiv umsetzen können, laufen sie Gefahr, dass sich diese Energie destruktiv nach innen richten kann.

Erste-Hilfe-Box bei Pitta-Störungen

- Vermeidung von scharfen, sauren, sehr salzigen und fettigen Speisen sowie Kaffee, Alkohol und Essig
- Bevorzugung kalter Speisen
- Etablierung der drei Geschmacksrichtungen bitter, herb und süß in die Ernährung
- Hauptmahlzeit am Mittag
- Bevorzugung von sättigendem und nahrhaftem Essen, knackigen und frischen Salaten, grünem Gemüse und Kräutern, Ghee
- erfrischende, aber nicht eiskalte Getränke: süßer Granatapfelsaft als ideales Pitta-Getränk
- Vermeidung von Fasten
- sportlicher Ausgleich als fester Bestandteil im Alltag
- Etablierung gezielter Entspannungsphasen
- Vermeidung von Überforderung und Unterforderung

Kapha-Störung

Kapha verkörpert das Prinzip der Stabilität und Struktur. Es produziert Kraft und Stärke und ist somit für den Aufbau, Erhalt und die Stabilität unseres Körpers verantwortlich. Ein Überfluss an Kapha kann sich deshalb durch **Übergewicht, Antriebslosigkeit, Müdigkeit oder Verschleimungen im Brust- oder Kopfbereich** (u. a. beim Abhusten oder durch Druck im Nasennebenhöhlen-Bereich vorkommend) bemerkbar machen.
Da Kapha durch die Eigenschaften kalt, schwer und schleimig repräsentiert wird, sollte zum Ausgleich eines Kapha-Überschusses also **auf keinen Fall** auf zu viele **kalte, fettige, schwere oder schleimige Speisen** wie **Fleisch, Käse, Süßigkeiten** oder **Milchprodukte** zurückgegriffen werden. Stattdessen sollte der Körper durch **leichte und warme Speisen** mit viel Gemüse und scharfen sowie anregenden Gewürzen und Kräutern in **herben, scharfen und bitteren** Geschmacksrichtungen genährt werden, um den Stoffwechsel zu beleben. Aufgrund seines bitteren Geschmacks wirkt dabei insbesondere Kurkuma entgiftend und hilft dabei, Kapha-Störungen zu reduzieren. Außerdem sollten Menschen mit einer Kapha-Konstitution **überflüssige Zwischenmahlzeiten auslassen**, regelmäßige Fastentage einhalten und heißes Ingwerwasser mit etwas Honig trinken, um das Verdauungsfeuer anzuregen.

Regelmäßige intensive sportliche Betätigungen und schriftliches **Vorplanen** der kommenden Woche helfen zudem, der Trägheit, die mit einer Kapha-Störung einhergeht, entgegenzuwirken. Als Ausgleich zur Arbeit können dabei direkt Sport und Bewegung eingeplant werden. Leichte und frisch zubereitete Speisen helfen nicht nur dabei, den Arbeitsalltag zu erleichtern, sondern auch, ein Kapha-Übermaß zu mindern. Tagsüber sollten Menschen mit einer Kapha-Störung Mittagsschläfe vermeiden, um ihrer Antriebslosigkeit und ihrer Müdigkeit aktiv entgegenzuwirken.

Erste-Hilfe-Box bei Kapha-Störungen

- leichte und warme Speisen mit viel Gemüse
- scharfe und anregende Gewürze und Kräuter
- Etablierung der drei Geschmacksrichtungen herb, scharf und bitter in die Ernährung
- Auslassen überflüssiger Zwischenmahlzeiten
- Einhaltung regelmäßiger Fastentage
- heißes Ingwerwasser mit etwas Honig zur Anregung von Agni
- regelmäßige intensive sportliche Betätigungen
- schriftliches Vorplanen der kommenden Woche
- Vermeidung von Mittagsschlaf

Die Kraft des Geistes

DEN GEIST ZENTRIEREN

Viele Menschen leben unachtsam, stecken mit ihren Gedanken in der Vergangenheit fest und machen sich Sorgen über die Zukunft. Ihr Denken wird dabei oftmals von der Hoffnung begleitet, dass sich irgendwann ganz automatisch ein Zustand innerer Zufriedenheit in ihrem Leben einstellt. Im Gegensatz dazu nehmen achtsam lebende Menschen den Moment selbst wahr – und zwar ohne ihn dabei zu bewerten. Sie leben im Hier und Jetzt, neigen dabei jedoch nicht dazu, permanent alles zu bewerten. Ihre Sinne sind hellwach, sie erleben sich selbst, den Moment und ihre Umwelt in bewusster Geistesgegenwart. Dabei konzentrieren sie sich stets auf all das, was außerhalb ihrer Gedankenwelt passiert. Achtsam zu leben bedeutet also, bewusster zu leben und sich auf das Hier und Jetzt zu konzentrieren sowie einen Zustand von zufriedenem Bewusstsein und von Wahrnehmung zu erreichen. Damit fungiert Achtsamkeit als natürliches Gegengift gegen Hektik, Stress und Zerstreuung im täglichen Leben.

Im ursprünglichen Sinne stammt das Konzept Achtsamkeit aus dem **Buddhismus** und verfolgt das Ziel, einen Bewusstseinszustand zu trainieren, bei dem wir die Gegenwart ganz bewusst beobachten und sie folglich auch akzeptieren. Dieser Zustand führt am Ende dann zu mehr Glück, Zufriedenheit und einem größeren Selbstbewusstsein. Gleichzeitig lernen viele Menschen dabei, ihren Geist zu zentrieren und ihre eigenen Gedanken und Emotionen besser kennenzulernen.

Der **Buddhismus** ist eine Religion, die sich wesentlich von anderen Glaubensrichtungen unterscheidet. Genau wie der Taoismus und der Hinduismus ist auch der Buddhismus eine Erfahrungsreligion, deren Ziel es ist, die Entwicklung des eigenen Geistes zu erlangen.

Außerdem schärft Achtsamkeit unsere Sinne und lenkt unsere Wahrnehmung, wodurch wir uns stärker auf unsere Sinne konzentrieren, Sorgen reduzieren und unsere Psyche stabilisieren können. Weiterhin fördert Achtsamkeit unsere Geduld, unser Immunsystem und unsere Resilienz (d. h. die Fähigkeit, in schwierigen Situationen einen kühlen Kopf zu bewahren) und führt damit zu einer optimistischen Grundeinstellung.

Kleine effektive Achtsamkeitstipps lassen sich dabei unbemerkt im Alltag durchführen und verschiedene Achtsamkeitsübungen ganz einfach in den Alltag und die täglichen Routinen integrieren. Die folgende kleine Geschichte kann Ihnen zum Beispiel dabei helfen, ins Hier und Jetzt zurückzukehren.

Die Tigergeschichte zum Jetzt

„Es war einmal ein buddhistischer Mönch, der auf der Flucht vor einem hungrigen Tiger war. Angsterfüllt rannte er um sein Leben, als er an einem tiefen Abgrund ankam. Da es zu gefährlich war, über den Abgrund hinüberzuspringen, entschied sich der Mönch dafür, mühselig am Abgrund herunterzuklettern. Als er auf halber Höhe angekommen war, hielt er sich an einem Strauch fest, richtete seinen Blick nach unten und erblickte dort einen weiteren hungrigen Tiger. Sein Blick wanderte nun von dem einen hungrigen Tiger, der sich unter ihm befand, zu dem anderen hungrigen Tiger, der über ihm lauerte. Verzweifelt klammerte er sich noch fester an den dünnen und ziemlich unstabilen Strauch. Ängstlich drehte er seinen Kopf erst nach links und dann nach rechts, als er neben sich eine große, saftige und reife Erdbeere erblickte und diese mit Genuss aß."

Übung zur Tigergeschichte:

Nachdem Sie die Tigergeschichte nun gelesen haben oder diese Ihnen vorgelesen wurde, nehmen Sie sich einige Minuten Zeit zum Nachdenken. Beginnen Sie damit, erst einmal in aller Stille tief zu atmen und alle Gedanken, Gefühle und Widerstände anzunehmen. Was geht Ihnen jetzt durch den Kopf? Versuchen Sie dabei, Ihre Gefühle zu lokalisieren. Setzen Sie sich dabei jedoch nicht selbst unter Druck. In welchem Bereich könnten sich welche Körperempfindungen wiederfinden? Spüren Sie vielleicht Herzrasen, einen Druck in der Brust oder einen Kloß im Hals? Seien Sie neugierig und versuchen Sie keineswegs, irgendwelche Gefühle zu beschönigen oder sich diese anders zu wünschen. Nehmen Sie ganz bewusst wahr, was die Tigergeschichte zum Jetzt in Ihnen ausgelöst hat und wie sie Sie bewegt. Überlegen Sie nun, wie die Geschichte enden könnte, und machen Sie sich bewusst, dass es sich bei der Geschichte um eine sehr alte Erzählung handelt, die bereits unzählige Menschen vor Ihnen gelesen oder gehört haben.

Nach dem Lesen oder Hören der Geschichte und der anschließenden Übung werden oftmals folgende Worte geäußert:

1. Der Mönch kann doch eigentlich tun, was er möchte, weil er im Endeffekt doch ohnehin gefressen wird.
2. Aus welchem Grund sollte der Mönch die Erdbeere essen – als eine Art Henkersmahlzeit?
3. Das macht doch keinen Sinn mehr. Eigentlich kann der Mönch doch direkt aufgeben.

Die eigentliche Frage dabei ist doch aber:

- Wer weiß denn schon, wie die Geschichte ausgeht?
- Warum gehen wir eigentlich immer vom Schlimmsten aus?

Fakt ist doch, dass der Mönch etwas Unerwartetes entdecken konnte, und das nur deshalb, weil er seine ursprüngliche Blickrichtung geändert hat. Fakt ist außerdem, dass er seine Entdeckung genussvoll und ohne jegliche Sorgen über Vergangenes oder Zukünftiges verzehren konnte.

Nach anfänglichen Widerständen entwickeln sich auf die Frage, wie die Geschichte denn noch enden könnte, nun überraschende Fantasien, die niemals in unser Bewusstsein getreten wären, wenn wir unseren Blick ausschließlich auf das Schwierige bzw. das Herausfordernde gerichtet hätten. Die Geschichte könnte nämlich auch folgendermaßen enden:

- Die Erdbeere ist so groß und nahrhaft, dass sich der Mönch noch lange Zeit davon ernähren kann und die Tiger sich irgendwann so stark langweilen, dass sie keine Lust mehr haben, auf ihre Beute zu warten.
- Die Erdbeere verleiht dem Mönch einen starken Energieschub, sodass er den Berg waagerecht weiter erklettert.
- Der obere Tiger ist zu gierig und stürzt deshalb zu Tode, sodass der Mönch den Berg wieder hinaufklettern kann.
- Hinter der Erdbeere verbirgt sich eine kleine Höhle, die gleichzeitig als Fluchtweg dient.

Das Wichtigste an dieser Geschichte ist, dass wir uns beim Lesen bzw. Hören auf Gegenwärtiges einlassen und uns bewusst machen, dass der Moment selbst nur in den seltensten Fällen gefährlich, sondern meistens in Ordnung ist und uns mehr Chancen als Gefahren bietet. Meistens enthält er mehr Erlebnisse und Genuss, als wir erwarten. Prägend und dramatisch sind dabei zumeist unsere eigenen Befürchtungen, die wir auf Zukünftiges richten, sowie unsere eigenen Erinnerungen an Vergangenes. Da beides viel Macht über uns hat und uns Energie raubt, gilt es, unseren Blick auf all das zu lenken, was da ist, anstatt uns vor dem zu fürchten, was sein wird oder von dem wir glauben, zu wissen, dass es eintreffen wird.

Halten Sie also Ausschau nach den Erdbeeren in der Gegenwart Ihres Lebens. Vielleicht finden Sie einige, die Sie bislang übersehen haben.

Die Fünf-Finger-Methode

Die Fünf-Finger-Methode gehört zu den bekanntesten und beliebtesten Übungen im Achtsamkeitstraining, da sie dabei hilft, einen schnellen Überblick über die eigenen Wünsche und Erwartungen zu bekommen. Außerdem eignet sich die Fünf-Finger-Methode ebenso als tägliches Ritual, mit dem konkrete Projekte oder Termine reflektiert werden können. Bei der Fünf-Finger-Methode repräsentiert jeder Finger der Hand eine stellvertretende Reflexionsfrage, die Sie sich selbst stellen können. Begeben Sie sich dafür in eine ruhige Umgebung, in der Sie ungestört denken und reflektieren können. Nehmen Sie sich außerdem so viel Zeit, wie Sie benötigen, um über die einzelnen Fragen bewusst nachdenken zu können.

Im Folgenden finden Sie jeweils zwei Vorschläge für Reflexionsfragen für jeden Finger. Diese Vorschläge dienen dabei lediglich als Inspiration, können also von Ihnen individuell angepasst bzw. ersetzt werden.

Durchführung:

- **Daumen:** Welches meiner Talente finde ich besonders gut und welche meiner Stärken macht mich besonders stolz? oder: Was lief gut?
- **Zeigefinger:** Gibt es in der Natur etwas, das mich begeistert und inspiriert? oder: Welche Erkenntnisse waren wichtig?
- **Mittelfinger:** Für welche Dinge bzw. für welche Menschen bin ich besonders dankbar? oder: Welche Dinge sind zu kurz gekommen?
- **Ringfinger:** Welcher Mensch liegt mir ganz besonders am Herzen und welche Dinge schätze ich an ihm? oder: Was habe ich privat und beruflich für meine Beziehungen getan?
- **Kleiner Finger:** Welchem Menschen möchte und kann ich heute etwas Gutes tun und was ist das? oder: Welche Dinge liefen nicht gut?

Gerne können Sie sich einen festen Tag in der Woche suchen, an dem Sie die Fünf-Finger-Methode praktizieren. Alternativ kann die Methode aber auch jeden Tag oder nach bestimmten Projekten, Terminen, Gesprächen, Workshops oder immer dann durchgeführt werden, wenn Sie sich mental stärken möchten.

Der Bodyscan

Audiodatei 1

Die Bodyscan-Meditation

Der Bodyscan ist eine bekannte und beliebte Achtsamkeitsübung, die in den Bereich der Entspannungstechniken fällt. Beim Bodyscan geht es darum, dass Sie Ihren eigenen Körper achtsam abtasten. Dabei liegt die Aufmerksamkeit auf den Empfindungen Ihres eigenen Körpers, denn durch das direkte Abtasten und Fühlen Ihrer Körperbereiche können Sie eine konkrete Verknüpfung zum gegenwärtigen Moment herstellen und das Hier und Jetzt erfahren – Sie können sich also sozusagen erden und näher mit sich selbst in Kontakt treten. Wenn Sie den Bodyscan regelmäßig durchführen, können Sie sogar einen Weg finden, um mit körperlichen Schmerzen, zum Beispiel mit chronischen Rückenschmerzen, besser umzugehen.

Achtung: Beim Bodyscan konzentrieren Sie sich verstärkt auf Ihren Körper, sodass Sie feststellen werden, dass Sie Schmerzen intensiver wahrnehmen können als sonst. Je nach dem individuellen körperlichen Befinden nehmen einige Menschen die Schmerzen intensiver wahr als andere. Sollte das auf Sie zutreffen, brechen Sie die Übung ab und sprechen Sie gegebenenfalls mit einem Arzt darüber, ob Sie diese Achtsamkeitsübung durchführen sollten oder nicht.

Die Sinne aktivieren

Audiodatei 2

Sinne aktivieren und Grübeleien loslassen

Um Achtsamkeit zu erlangen und bewusst durchs Leben zu gehen, ist es wichtig, dass Sie all Ihre Sinne schulen und diese bewusst aktivieren. Die Übung „Die Sinne aktivieren" hilft Ihnen dabei, die kleinen Geschenke des Alltags achtsamer wahrnehmen zu können. Alle fünf Sinne – also das Riechen, das Schmecken, das Schauen, das Fühlen sowie das Hören – werden im Laufe dieser Übung nach und nach aktiviert. Nehmen Sie sich ruhig etwas Zeit dafür; Stress kann sich kontraproduktiv auf die Übung auswirken.

Durchführung:

1. Sehen: Was sehen Sie in diesem Moment?

Schauen Sie sich einmal in der Umgebung, in der Sie sich befinden, um und nehmen Sie jede einzelne Kleinigkeit wahr. Vielleicht bemerken Sie dabei etwas, dem Sie bislang noch keinerlei Aufmerksamkeit geschenkt haben. Betrachten Sie jeden einzelnen Aspekt und machen Sie sich so Ihre gesamte Umgebung bewusst.

2. Hören: Was hören Sie in diesem Moment?

Ist es in Ihrer Umgebung laut oder leise? Befinden Sie sich gerade in Ihrer Wohnung oder draußen im Freien? Können Sie das Zischen der Heizung oder das versteckte Ticken einer Uhr im Hintergrund hören? Oder hören Sie vielleicht Vogelzwitschern oder eine Hummel, die über das grüne Gras fliegt? Wir tendieren dazu, Geräusche, die uns vertraut sind, nach einer gewissen Zeit auszublenden. Dabei ist es jedoch wichtig, auch den uns bereits bekannten Geräuschen hin und wieder Aufmerksamkeit zu schenken.

3. Riechen: Was riechen Sie in diesem Moment?
Können Sie gerade einen Geruch in Ihrer Umgebung wahrnehmen? Wie riecht er? Fühlt er sich vertraut an oder ist es ein neuer Geruch, den Sie bislang noch nicht kannten?

4. Fühlen: Was fühlen Sie in diesem Moment?
Können Sie ein Gefühl auf Ihrer Haut wahrnehmen? Wie fühlt sich Ihre Kleidung auf Ihrem Körper an? Ist sie weich und sanft oder kratzt sie vielleicht ein wenig? Halten Sie im Moment vielleicht einen Gegenstand in der Hand und wenn ja, wie fühlt sich dieser an? Liegt er leicht oder schwer in Ihrer Hand? Hat er eine glatte oder eine raue Oberfläche?

5. Schmecken: Was schmecken Sie in diesem Moment?
Sie müssen nicht unbedingt etwas essen, um einen Geschmack in Ihrem Mund wahrzunehmen. Es kann sich nämlich auch um einen verbliebenen Geschmack handeln, den Sie immer noch schmecken können – z. B. Kaffee, ein Softgetränk oder Kaugummi.

Positive Glaubenssätze

Glaubenssätze sind tiefgehende Annahmen und Überzeugungen, die wir über uns selbst oder unsere Umwelt haben. Es handelt sich um Einstellungen und übergeordnete Thesen, die wir als wahr erachten und die deshalb großen Einfluss auf unsere Wahrnehmung, unsere Entscheidungen und unser gesamtes Leben haben. Sie verbalisieren unsere Charakterzüge und unsere fundamentalen Denkweisen und bringen unsere Meinungen und Werte zum Ausdruck. Zur selben Zeit lenken sie aber auch unsere Aufmerksamkeit und entscheiden darüber, wie wir gewisse Dinge interpretieren und auf diese reagieren.

Grundsätzlich lassen sich mehrere Arten von Glaubenssätzen differenzieren, deren Kernaussagen den Inhalt von Überzeugungen mitteilen. Zu diesen Inhalten gehören zum Beispiel Regeln und Zusammenhänge, Bedeutungen und Zuschreibungen, Ursachen und Erklärungen oder Einschränkungen und Grenzen. Die Bereiche für Glaubenssätze sind dabei praktisch unendlich und reichen vom Verhalten über die eigene Identität und die eigenen Kompetenzen bis hin zu Umwelt, Finanzen, Glück oder

Liebe. In der Regel sind Glaubenssätze die Essenz unserer Erfahrungen, denn wir verinnerlichen all das, was wir selbst erleben. Leider dominieren bei vielen Menschen negative Glaubenssätze, die sich im Laufe ihres Lebens fest in ihre Körper gebrandmarkt haben. Immer wieder sagen sie sich selbst: „Ich schaffe das nicht“, „Ich bin nicht gut genug dafür“ oder „Ich werde das niemals erreichen.“ So etwas kann ziemlich limitierend auf uns wirken und hält uns davon ab, das Leben in vollen Zügen zu genießen.

Manifestieren sich bestimmte Glaubenssätze in unserem Leben, können sie unser Unterbewusstsein umprogrammieren. Damit wir etwas in unserem Leben verändern und negativen Glaubenssätzen entgegenwirken können, müssen wir uns im ersten Schritt erst einmal darüber bewusst werden, welche Glaubenssätze wir selbst aufrechterhalten und welche wir davon aufgeben oder verändern müssen. Nachdem wir uns unsere Glaubenssätze vergegenwärtigt und uns verdeutlicht haben, was uns guttut und was nicht, können wir unsere Wünsche durch positive Glaubenssätze ersetzen und negative Gedanken minimieren.

Natürlich sind positive Glaubenssätze sehr individuell und können für jeden Bereich des täglichen Lebens eingesetzt und immer wieder jeden Tag aufgesagt werden. Aus diesem Grund können Sie sich Ihre Leitsätze ganz individuell aussuchen und diese auf Ihre eigenen Bedürfnisse abstimmen. Versuchen Sie es doch einmal mit folgenden Beispielen:

10 positive Glaubenssätze für ein glückliches Leben:

1. „Ich bin gut genug, stark und selbstbewusst.“

2. „Ich bin es wert, geliebt zu werden.“

3. „Ich kann alles erreichen, was ich möchte.“

4. „Ich bin verantwortlich für meinen eigenen Erfolg.“

5. „Ich verdiene eine glückliche und liebevolle Beziehung.“

6. „Ich trage alles, was ich brauche, bereits in mir.“

7. „Mein Leben ist reich und erfüllt.“

8. „Meine Ängste bestimmen nicht mein Leben.“

9. „Negative Gedanken lasse ich einfach los.“

10. „Hindernisse sind lediglich Chancen für meinen persönlichen Fortschritt.”

Noch mehr Achtsamkeitstipps

- Meditation, Atemübungen und Achtsamkeitsübungen für einen klaren Geist
- Yoga für den körperlichen und geistigen Ausgleich
- Dankbarkeitstagebücher für mehr Bewusstheit
- Praktizieren von Selbstliebe & Me-Time
- Selbstreflexion
- positive Glaubenssätze
- Lächeln
- Stille genießen
- Sinne aktivieren und Körperwahrnehmungen
- bewusstes Wahrnehmen des Hier und Jetzt
- Erkennen von Glücksmomenten und Schaffung von Glücksmomenten für andere
- Sport, Bewegung, Aktivitäten – insbesondere in der Natur
- gesunde und ausgewogene Ernährung und Stärkung des Immunsystems
- Priorisierung von Pausen und qualitativem Schlaf, mentale Auszeiten
- Etablierung von Routinen und Ritualen in den Alltag
- mit negativen Gewohnheiten brechen
- Auszeiten von Technologie, Social Media & Co.

DER ATEM

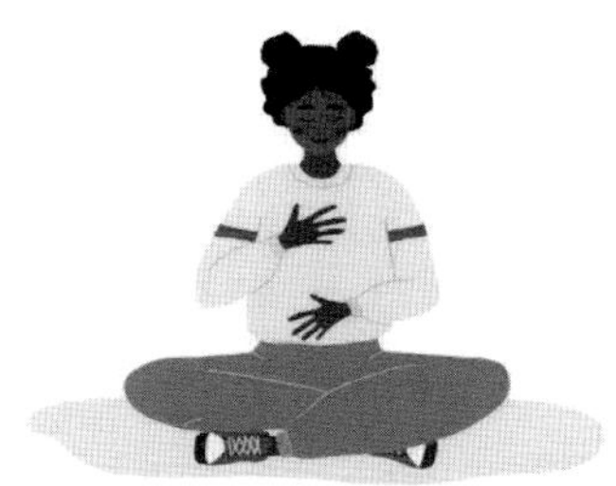

In der Regel findet unsere Atmung unbewusst statt, sie ist aber trotzdem so wichtig, dass wir ohne sie nur eine sehr kurze Zeit lang überleben könnten. Die Atmung ist ein lebensnotwendiger Vorgang, bei dem wir Sauerstoff aus der Luft aufnehmen und dieser anschließend in alle Zellen unseres Körpers transportiert wird, sodass er wiederum zur Energiegewinnung verwendet werden kann.

Die Atmung spielt dabei aber nicht nur für unsere Gesundheit, unser Wohlbefinden und unser Überleben eine zentrale Rolle, sondern hat auch im Zuge der Achtsamkeits- und Meditationspraxis einen besonderen Stellenwert inne. Atemübungen und Atemtechniken helfen uns dabei, unser inneres Gleichgewicht zu finden, unser Immunsystem und unsere Lungenkapazität zu stärken, Stress abzubauen, Gedanken und Gefühle zu beruhigen, Sorgen und Ärger zu reduzieren, unseren Herzschlag sowie unseren Puls zu beruhigen, chronische Schmerzen zu verringern, Trauer leichter verarbeiten zu können und nicht nur unsere körperliche, sondern auch geistige Gesundheit zu verbessern. Doch wie achtet man denn nun bewusster im Alltag auf seine Atmung? Die hier aufgeführten Übungen können Ihnen dabei helfen.

Das Kennenlernen des Atems

Das Kennenlernen des Atems ist eine großartige Einsteigerübung, mit der Sie lernen können, Ihren Atem langsam und bewusst zu steuern. Die Übung legt außerdem die Grundlage für alle weiteren Atemübungen.

Durchführung:

1. Setzen Sie sich zunächst aufrecht hin oder begeben Sie sich bequem in Rückenlage, bevor Sie eine Hand auf Ihrem Brustkorb und die andere Hand auf Ihrem Bauch positionieren.

2. Atmen Sie nun in Ihrem natürlichen Rhythmus und spüren Sie in Ihren Körper hinein.

3. Beobachten Sie, wohin Ihr Atem fließt und ob sich Ihre Brust oder Ihr Bauch anhebt.

4. Anschließend legen Sie Ihre Hände an beiden Seiten auf Ihrem unteren Rippenbereich auf, atmen währenddessen in Ihrem natürlichen Rhythmus weiter und beobachten, wie sich Ihre Rippen während der Atmung verschieben.

5. Im Anschluss versuchen Sie, tief in Ihren Bauch zu atmen.

6. Legen Sie Ihre Hände dafür erneut auf Bauch und Brust ab und lenken Sie Ihren Atem beim Einatmen nun ganz gezielt in Ihren Bauch.

7. Während Ihr Bauch beim Einatmen nun Ihre auf ihm liegende Hand anhebt, sollte Ihr Brustbereich möglichst ruhig bleiben.

Wiederholen Sie die Übung einige Male, um das aktive Lenken Ihres Atems zu perfektionieren. Das kann manchmal etwas länger dauern, aber mit etwas Geduld sollte das Meistern dieser Übung schnell gelingen.

Kurze Atemmeditation

Für die kurze Atemmeditation benötigen Sie nichts weiter als einige Minuten, in denen Sie sich bewusst auf die Übung konzentrieren können. Ziel dieser kurzen Atemmeditation ist es, ein Gefühl der Konzentration und entspannten Akzeptanz zu entwickeln. Gefühle und Gedanken dürfen zwar auftauchen, allerdings sollten Sie sich von diesen aber nicht mitreißen lassen.

Durchführung:

1. Beobachten Sie, wie Ihr Atem ein- und wieder ausströmt.

2. Sobald Sie bemerken, dass Sie gedanklich abgelenkt sind, richten Sie Ihre Aufmerksamkeit immer wieder zurück auf Ihre Atmung.

Die 4-7-8-Atemübung

Die 4-7-8-Atemübung ist eine tiefe rhythmische Atemtechnik, die eine entspannende und beruhigende Wirkung auf Sie haben kann. Außerdem kann die 4-7-8-Atmung Ängste lösen, einen hohen Blutdruck senken, bei Einschlafproblemen Abhilfe schaffen, Gelassenheit fördern und eine höhere Stressresistenz unterstützen. Die 4-7-8-Atemübung ist immer dann ideal geeignet, wenn Unruhe und Stress Ihren natürlichen Atemrhythmus stören. Sie hilft Ihnen, zurück ins innere Gleichgewicht zu gelangen und herunterzukommen.

Durchführung:

1. Atmen Sie vier Sekunden lang durch Ihre Nase ein.
2. Halten Sie Ihren Atem anschließend für sieben Sekunden lang an und bleiben Sie dabei entspannt.
3. Atmen Sie nun acht Sekunden lang durch Ihren Mund vollständig wieder aus.

Für den größtmöglichen Entspannungseffekt sollten Sie die 4-7-8-Atemübung jeden Tag einige Male wiederholen. Wenn Sie etwas geübt sind, können Sie sich gerne auch an die 4-7-11-Atemübung herantasten, die nach demselben Prinzip funktioniert. Die einzige Ausnahme ist, dass Sie hierbei elf Sekunden lang ausatmen.

Die Boxatmung

Die Boxatmung hilft Ihnen dabei, Ihren Körper in kürzester Zeit zu beruhigen und gleichzeitig Ihre Konzentration zu stärken.

Durchführung:

1. Atmen Sie zu Beginn erst einmal tief aus, damit die gesamte Luft, die sich in Ihren Lungenflügeln befindet, ausströmen kann.
2. Atmen Sie nun ruhig und fokussiert für vier Sekunden lang durch Ihre Nase ein und spüren Sie dabei, wie sich Ihre Lungen mit Luft füllen.
3. Halten Sie Ihren Atem für weitere vier Sekunden in Ihrer Lunge, bevor Sie für vier Sekunden langsam und kontrolliert ausatmen.
4. Anschließend halten Sie Ihren Atem erneut für vier Sekunden an und beginnen die Übung dann von vorn.

Die Bauchatmung

Die Bauchatmung hilft Ihnen, den Prozess Ihrer Ein- und Ausatmung zu beruhigen, bewusst zu steuern und zu vertiefen. Darüber hinaus kann die Bauchatmung Atemwegserkrankungen vorbeugen, den unteren Bereich Ihrer Lungen reinigen, Ihren Körper und Geist entspannen sowie zu einem gleichmäßigen Herzrhythmus beitragen.

Durchführung:

1. Legen Sie sich zunächst bequem auf den Rücken und strecken Sie Ihre Beine lang aus.
2. Nun führen Sie Ihre Hände auf dem Bauch zusammen, sodass sich Ihre Mittelfinger über dem Bauchnabel berühren.
3. Anschließend atmen Sie zuerst bewusst aus und beobachten, wie sich Ihr Bauch leicht einzieht, bevor Sie dann langsam einatmen und währenddessen bis zwei zählen.
4. Beobachten Sie nun, wie sich Ihr Bauch beim Einatmen anhebt und Ihre Finger dabei auseinanderdriften.
5. Halten Sie den Atem für eine Sekunde an und atmen Sie im Anschluss wieder ganz langsam aus. Dabei senkt sich Ihre Bauchdecke, sodass sich Ihre Finger wieder annähern.

Wiederholen Sie die Bauchatmung so oft wie möglich. In der Regel reichen aber bereits zwei Minuten aus, um vollständig zur Ruhe zu kommen und neue Energie tanken zu können.

Die Resonanzatmung

Die Resonanzatmung ist eine simple, grundlegende, aber doch sehr effektive Technik, mit der Sie Ihr Herz, Ihre Lunge und Ihren gesamten Kreislauf beruhigen können. Zur selben Zeit versetzt die Resonanzatmung Ihren Körper aber auch in höchste Effizienz und weckt ihn dadurch von innen heraus auf.

Durchführung:

1. Setzen Sie sich aufrecht hin. Entspannen Sie Ihre Schultern und Ihren Bauch und atmen Sie aus.
2. Nun atmen Sie sanft für fünf bis sechs Sekunden durch Ihre Nase ein, wobei sich Ihr Bauch dehnt und sich der untere Bereich Ihrer Lunge mit Luft füllt.
3. Anschließend atmen Sie (ohne Pause) dieselbe Zeitspanne lang sanft durch Ihre Nase wieder aus, wobei Sie Ihren Bauch zusammenziehen und Ihre Lunge leeren.

Wiederholen Sie die Resonanzatmung mindestens zehnmal und achten Sie währenddessen darauf, dass Ihre Atmung ein beständiges Fließen ist und einem Kreislauf gleicht.

Die Verlängerung der Ausatmung

Die meisten Menschen neigen dazu, sehr viel Luft einzuatmen, diese aber nicht vollständig wieder auszuatmen, wenn sie dazu aufgefordert werden, ihren eigenen Atem zu vertiefen. Im meditativen Sinne ist es jedoch nicht hilfreich, den eigenen Atem nicht vollständig wieder auszuatmen, da dadurch innere Spannung aufgebaut wird. Aus diesem Grund sollten Sie bei dieser Übung versuchen, Ihre Ausatmung zu verlängern, um Ihre Atmung damit positiv zu beeinflussen.

Durchführung:

Für die Verlängerung der Ausatmung versuchen Sie, Ihren eigenen Atemrhythmus zu finden, indem Sie beim Einatmen langsam und regelmäßig bis drei und beim Ausatmen bis vier zählen. Wenn Sie möchten, können Sie auch einen anderen Atemmodus wählen. Wichtig bei dieser Übung ist nur, dass Ihre Ausatmung länger als Ihre Einatmung ist.

Das Zählen des Atems

Das Zählen des Atems ist ein einfaches Mittel, mit dem Sie mehr Kontrolle über Ihre Emotionen erlangen können, weshalb Sie nicht verbissen oder verärgert, sondern im offenen und freundlichen Gemütszustand üben sollten.

Durchführung:

1. Beginnen Sie damit, während des Atmens langsam von eins bis zehn zu zählen.
2. Wenn Sie bei zehn angekommen sind, zählen Sie langsam rückwärts bis eins herunter.
3. Sollten Sie beim Zählen gedanklich aus Ihrem Rhythmus gekommen sein, kehren Sie zur Eins zurück und beginnen von Neuem.

Die Atemübung der progressiven Muskelentspannung

Die Atemübung der progressiven Muskelentspannung konzentriert sich sowohl auf die Entspannung als auch auf die Anspannung von Muskeln, damit Sie belastende Gefühle abbauen können.

Durchführung:

1. Setzen oder legen Sie sich für diese Atemübung bequem hin.
2. Atmen Sie nun lange und tief ein und spannen Sie dabei alle Muskeln in Ihrem Körper fest an.
3. Anschließend pausieren Sie Ihre Atmung für einige Sekunden, währenddessen Sie die Anspannung Ihrer Muskeln halten.
4. Im Anschluss atmen Sie aus und lassen dabei alle Muskeln wieder locker werden.

Wiederholen Sie die Übung insgesamt fünfmal bzw. so lange, bis Sie eine deutliche Entspannung in Ihrem Körper wahrnehmen können.

Die schnelle Stoßatmung

Die schnelle Stoßatmung hilft Ihnen dabei, sowohl Ihren Körper als auch Ihren Geist zu beruhigen und zurück ins innere Gleichgewicht zu finden.

Durchführung:

1. Atmen Sie zunächst langsam ein und strecken Sie Ihre Arme dabei komplett nach oben aus, sodass Ihre Hände geöffnet sind.

2. Halten Sie die Position und die Luft in Ihrem Körper für einen kurzen Moment lang an.

3. Atmen Sie anschließend schnell wieder aus, wobei Sie Ihre Hände zu einer Faust ballen und die Arme auf die Höhe Ihrer Schultern absenken.

Wiederholen Sie die Übung im schnellen Tempo insgesamt 20- bis 30-mal. Tatsache ist, dass Sie Ihre Atmung mit Atemübungen verbessern und vertiefen können. Nichtsdestotrotz gibt es im Alltag immer einmal wieder Situationen, in denen sich Ihr Atemfluss verändert – ob Sie es nun bemerken oder nicht. Mit einigen zusätzlichen Tipps können Sie eine richtige und tiefe Atmung aber ganz leicht in Ihren Alltag integrieren:

Tipps für eine richtige und tiefe Atmung im Alltag

- regelmäßige Atemübungen
- Sport zur Stärkung der Atmung und des Atemflusses
- Pausen nutzen, um die eigene Atmung wahrzunehmen
- regelmäßiges Lüften
- Zeit im Freien verbringen
- auf eine aufrechte Sitzhaltung achten
- Atemzüge zählen für eine gleichmäßigere Atmung
- Kleidung tragen, die dem eigenen Atem bzw. dem Bauch genug Raum zum Expandieren gibt

MEDITATION

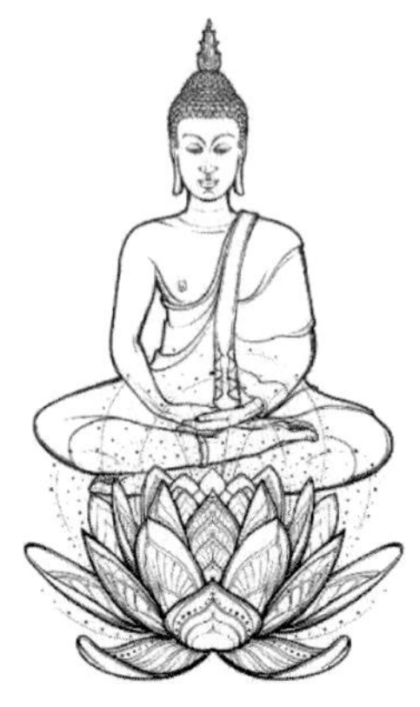

Die Meditation als spirituelle Praxis wird von uns Menschen bereits seit mehreren Jahrtausenden praktiziert und ist ein wundervoller Weg, um unserer Seele etwas Gutes zu tun. Ziel einer jeden Meditation ist es, sich ganz auf sich selbst und das Versinken in der eigenen Körpermitte zu besinnen. Im Zuge dessen sollen Körper, Geist und Seele eine Einheit bilden und durch das Meditieren tiefe Entspannung erfahren. Außerdem lernen wir durch die Meditation, unseren Geist zu zentrieren, negative Gedanken loszulassen, Stress auszublenden, auf Herausforderungen gelassener zu reagieren, emotionale Blockaden zu lösen, unsere Ängste zu reduzieren und uns von diesen im besten Fall sogar zu lösen. Grundsätzlich lassen sich zwei unterschiedliche äußere Formen der Meditation unterscheiden: die passive Meditation und die aktive Meditation.

Passive Meditation

Bei der **passiven Meditation**, die auch als *kontemplative* (in sich gekehrte Betrachtung ohne praktisches Handeln) Meditation bezeichnet wird, bewegen sich die Meditierenden nicht. Hierzu gehören etwa

- die Zazen-Meditation (im Sitzen),
- die Vipassana-Meditation (Einsichtsmeditation; die Dinge so sehen, wie sie wirklich sind),
- die Samatha-Meditation (Geistesruhe-Meditation) sowie
- moderne Achtsamkeitsübungen.

Aktive Meditation

Im Gegensatz zur passiven Meditation führen die Meditierenden bei der **aktiven Meditation** körperliche Übungen aus, wobei Achtsamkeit in unterschiedliche Handlungen integriert oder auch die eigene Stimme genutzt wird. Zur aktiven Meditation zählen unter anderem

- Mantras (heilige Silbe, heiliges Wort oder heiliger Vers),
- Tantras (Übung oder Lebensweg, der die schlafende sexuelle Kraft anregt und erweckt, die im Becken sitzt),
- bestimmte Kampfkunststile,
- verschiedene Formen von Yoga,
- das Rezitieren (also das Wiedergeben) von Gebeten sowie
- das bewusste Gehen.

Obgleich sich die einzelnen Meditationsformen voneinander unterscheiden mögen, ist der essenzielle Kern jeder Meditation immer das Bündeln der eigenen Aufmerksamkeit. Das Ziel der Meditation ist es also, den eigenen Geist zu fokussieren, um ihn anschließend beruhigen zu können. Um die eigene Meditationspraxis so effektiv und nachhaltig wie möglich gestalten zu können, gibt es noch einige Tipps und Tricks, die Sie dabei beachten sollten.

Tipps für die Meditation

- **Schaffen Sie einen Meditationsplatz:** Suchen Sie sich zum Meditieren einen ruhigen Ort, an dem eine angenehme Atmosphäre herrscht und an dem es keinerlei Ablenkungen gibt.
- **Finden Sie Ihre Meditationshaltung:** Im Allgemeinen gilt der Lotussitz als klassische Meditationshaltung. Natürlich können Sie aber auch jede andere Haltung einnehmen, die sich für Sie bequem anfühlt und in der Sie entspannen können. Gerne können Sie auch Meditationskissen nutzen, sich auf einen Stuhl setzen oder das Meditieren im Liegen ausprobieren. Die Methode, die für Sie am entspannendsten ist, ist in der Regel auch die persönlich richtige für Sie.
- **Eliminieren Sie alle potenziellen Störquellen:** Entfernen Sie Ihr Handy von Ihrem Meditationsplatz und geben Sie Ihren Familienmitgliedern Bescheid, dass Sie in den nächsten Minuten nicht gestört werden möchten. Dämmen Sie gegebenenfalls auch den Raum ab und schließen Sie Fenster und Türen, falls Sie zu viel Licht und Geräusche als störend empfinden.

- **Praxis:** Beginnen Sie Ihre Meditation zu Beginn mit kurzen Sessions und steigern Sie sich mit der Zeit. Etablieren Sie die Meditation außerdem regelmäßig in Ihren Alltag und achten Sie währenddessen auf eine bewusste Atmung. Kommen Sie ganz bei sich selbst an, fokussieren Sie sich auf Ihren Körper und Ihren Geist und schieben Sie all Ihre Gedanken beiseite.
- **Auflösung der Meditation:** Wenn Sie am Ende der Meditation angelangt sind, öffnen Sie Ihre Augen, bleiben noch einen Moment lang liegen bzw. sitzen, atmen noch einige Male tief ein und wieder aus, strecken und räkeln sich und bewegen Ihren Körper dann ganz langsam.
- **Nach der Meditation:** Nehmen Sie sich für die Rückkehr in den Alltag ausreichend Zeit und trinken Sie nach dem Meditieren ein Glas Wasser.

Geführte Meditationen

Bevor Sie mit der Meditation starten, suchen Sie sich zunächst einen ruhigen Ort, an dem eine angenehme Atmosphäre herrscht, die zum Entspannen einlädt und an dem es keinerlei Ablenkungen gibt. Eliminieren Sie zusätzlich alle potenziellen Störquellen. Anschließend setzen oder legen Sie sich ganz entspannt auf eine Yogamatte, eine Couch, einen Stuhl oder einen Sessel. Wichtig ist, dass Sie eine Position finden, die sich für Sie angenehm und bequem anfühlt, in der Sie sich wohlfühlen und sich fallen lassen können.

Meditation 1: Die Tiefenentspannungsmeditation

Audiodatei 3

Die Tiefenentspannungsmeditation

„Herzlich willkommen! Es ist schön, dass Sie da sind und sich ein wenig Zeit für sich selbst nehmen. Heute habe ich eine Tiefenentspannungsmeditation für Sie vorbereitet, die emotionale Blockaden freisetzt, den Stressabbau unterstützt und Ihren Körper sowie Ihren Geist vollkommen entspannt. Zunächst lade ich Sie dazu ein, Ihre Augen zu schließen, abzuschalten und ganz bei sich selbst anzukommen. Dafür atmen Sie erst einmal ganz tief durch Ihre Nase ein und lassen die eingeatmete Luft im Anschluss langsam durch Ihren leicht geöffneten Mund aus Ihrem Körper hinausströmen. Atmen Sie nun noch ein weiteres Mal tief und kontrolliert durch Ihre Nase ein und ruhig und bestimmt durch Ihren Mund wieder aus. Beim Atmen achten Sie darauf, wie Ihr Atem kommt und wieder geht. Wenn Sie bemerken, dass Ihre Aufmerksamkeit abschweift, beobachten Sie Ihre Emotionen und Gedanken und lassen diese wie kleine weiße Wolken an einem strahlend blauen Himmel einfach davonziehen. Welche Gedanken und Gefühle auch immer in Ihnen aufkommen mögen: Lassen Sie diese einfach los und gehen Sie ihnen später weiter nach – Sie haben später noch genügend Zeit dafür. Konzentrieren Sie sich auf den gegenwärtigen Moment. Atmen Sie in Ihrem natürlichen Rhythmus tief durch Ihre Nase ein und durch Ihren Mund ruhig wieder aus. Mit jedem neuen Atemzug entspannen sich Ihr Körper und Ihr Geist immer mehr. Mit jedem neuen Herzschlag kommen Sie immer mehr zur Ruhe. Atmen Sie wieder tief durch Ihre Nase ein und ganz sanft durch Ihren Mund wieder aus. Spüren Sie, wie sich Ihre Bauchdecke mit jedem neuen Atemzug anhebt und bei jedem Ausatmen wieder leicht absenkt. Mit jeder neuen Einatmung nehmen Sie mehr Entspannung in sich auf und atmen positive Energie ein. Mit jeder neuen Ausatmung lassen Sie gleichzeitig negative Gedanken und jegliche Anspannung los. Finden Sie einen Ort des inneren Friedens. Finden Sie die Ruhe und genießen Sie das Gefühl vollkommener Entspannung. Wenn Sie bereit sind, nehmen Sie noch einen weiteren tiefen Atemzug durch Ihre Nase, halten Ihren Atem für einen Moment lang an und lassen die eingeatmete Luft dann wieder durch Ihren Mund gehen. Öffnen Sie nun behutsam Ihre Augen und kommen Sie in Ihrem ganz eigenen Tempo wieder in den gegenwärtigen Augenblick zurück. Verweilen Sie noch ein wenig in dieser Position, bevor Sie langsam jeden einzelnen Muskel in Ihrem Körper bewegen und sich so strecken, wie es sich für Sie richtig und gut anfühlt. Schenken Sie sich zum Abschluss selbst ein Lächeln. Ich wünsche Ihnen einen positiven, energetischen, entspannten und wundervollen Tag und freue mich auf unsere nächste gemeinsame Meditation!“

Meditation 2: Die Lichtkugel-Meditation

Audiodatei 4

Die Lichtkugel-Meditation

„Herzlich willkommen! Es ist schön, dass Sie da sind und sich ein wenig Zeit für sich selbst nehmen. Heute habe ich Ihnen die Lichtkugel-Meditation mitgebracht, die dabei hilft, innere seelische Blockaden zu lösen, sich präsent und erwacht zu fühlen und neue, positive und frische Energie zu tanken. Für die Lichtkugel-Meditation winkeln Sie Ihre Beine leicht an, damit Ihre Fußsohlen zur Erdung flach auf dem Boden aufstehen. Nun lade ich Sie dazu ein, Ihre Augen zu schließen, abzuschalten und ganz bei sich selbst anzukommen. Atmen Sie zunächst einmal ganz tief durch Ihre Nase ein und lassen Sie die eingeatmete Luft im Anschluss kontrolliert durch Ihren leicht geöffneten Mund wieder entweichen. Atmen Sie noch ein weiteres Mal ganz tief durch Ihre Nase und lassen Sie die Luft dann wieder durch Ihren Mund ausströmen. Nehmen Sie noch einen letzten bewussten Atemzug und lassen Sie mit der Ausatmung all Ihre Gedanken los. Danach atmen Sie in Ihrem natürlichen Rhythmus weiter. Mit Ihrem nächsten Atemzug visualisieren Sie ein warmes Licht vor Ihrem inneren Auge. Das Licht schwebt ruhig über Ihrem Kopf. Während Sie das Licht anblicken, atmen Sie ganz ruhig ein und wieder aus. Stellen Sie sich vor, wie das warme Licht mit jedem Ihrer Atemzüge in Ihren Körper hineinfließt. Das Licht wandert zunächst von Ihrem Kopf in den Hals und von dort aus hinab in Ihre Schultern, zu Ihren Armen, in die Hände, zur Brust, in Ihren Bauch, in den gesamten Rücken und über Ihren Po und durch Ihre Beine hinunter bis in Ihre Füße. Das warme Licht durchströmt Ihren gesamten Körper. Es schenkt Ihnen Energie und erfüllt Ihr ganzes Wesen mit warmem Licht. Nun bündeln Sie das warme Licht gedanklich in Ihrem Körper und fokussieren dabei besonders die Gegend unterhalb Ihres Bauchnabels. Visualisieren Sie, wie sich unterhalb von Ihrem Bauchnabel eine warme Lichtkugel entfaltet, von der das warme Licht in jeden Winkel Ihres Körpers abstrahlt. Spüren Sie, wie diese Energie und ihre heilenden energetischen Ströme durch jede Zelle Ihres Körpers fließen. Genießen Sie diesen Moment. Sie fühlen sich immer entspannter, ruhiger, losgelöster, ausgeglichener und stärker. Ihr Leben ist gut. Alles fließt. Alles ist im Einklang. Haben Sie Vertrauen in Ihr Leben. Sie sind gut, genug und richtig – genauso, wie Sie sind. Atmen Sie wieder tief durch Ihre Nase ein, halten Sie den Atem für einen Moment lang an und lassen Sie ihn durch Ihren Mund wieder gehen. Öffnen Sie langsam Ihre Augen und kommen Sie in Ihrem ganz eigenen Tempo wieder in das Hier und Jetzt zurück. Verweilen Sie noch ein wenig in dieser Position, bevor Sie jeden einzelnen Muskel in Ihrem Körper behutsam bewegen. Strecken und räkeln Sie sich so, wie es sich für Sie richtig und gut anfühlt, und schenken Sie sich zum Abschluss selbst ein Lächeln. Ich wünsche Ihnen einen positiven, energetischen, entspannten und wundervollen Tag und freue mich auf die nächste Meditation!“

Meditation 3: Die fantasievolle und entspannende Meditation

Audiodatei 5

Die fantasievolle und entspannende Meditation

„Herzlich willkommen! Es ist schön, dass Sie da sind und sich ein wenig Zeit für sich selbst nehmen. Heute habe ich eine fantasievolle und entspannende Meditation für Sie vorbereitet, die Sie beim Loslassen von negativen Gefühlen unterstützt, heilend, harmonisch und ausgleichend wirkt und Ihnen hilft, Ihren Geist zu reinigen. Zunächst lade ich Sie dazu ein, Ihre Augen zu schließen, abzuschalten, sich zu öffnen und ganz bei sich selbst anzukommen. Atmen Sie tief durch Ihre Nase ein und lassen Sie Ihren Atem anschließend langsam durch Ihren leicht geöffneten Mund wieder ausströmen. Nehmen Sie noch einen letzten bewussten Atemzug und stellen Sie sich beim Einatmen vor, dass Sie an einem wunderschönen Sandstrand liegen. Das Meer ist türkisblau und Ihre Füße buddeln sich in den weichen Sand. Atmen Sie die klare Meeresluft durch Ihre Nase ein und lassen Sie all Ihre Sorgen mit der Ausatmung entweichen. Beobachten Sie, wie Ihr Atem im Takt der Wellen kommt und wieder geht. Ihre Gedanken ziehen wie Wolken am blauen Himmel über Ihnen davon. Die Sonne strahlt schon seit den frühen Morgenstunden. Der Sand unter Ihnen ist wunderbar warm. Eine leichte Meeresbrise tanzt in Ihren

Haaren und die Sonnenstrahlen kitzeln Ihre Nase. Sie atmen in Ihrem natürlichen Rhythmus und lauschen dem Rauschen des Meeres. Heute ist ein wunderschöner Tag. Ihr Leben ist gut. Sie sind genug und wundervoll. Sie sitzen glücklich und zufrieden im warmen Sand. Das Meer kitzelt Ihre Füße und über Ihrem Kopf ziehen Möwen ihre Kreise. Sie saugen die Energie der Sonne in sich auf und spüren, wie die Wärme und das Licht der Sonne durch Ihren gesamten Körper fließen. Vielleicht spüren Sie dabei sogar ein leichtes Kribbeln, Kälte oder Wärme. Alles ist richtig. Alles fühlt sich gut an. Sie fühlen sich immer ausgeglichener, geborgener und friedlicher. Genießen Sie dieses Gefühl und lassen Sie sich vollkommen darauf ein. Nehmen Sie wahr, wie Sie sich mehr und mehr für all das Positive in Ihrem Leben öffnen. Nehmen Sie einen tiefen Atemzug durch Ihre Nase, halten Sie den Atem für einen Augenblick lang an und lassen Sie die eingeatmete Luft dann durch Ihren Mund wieder ausströmen. Öffnen Sie langsam Ihre Augen und kommen Sie in Ihrem ganz eigenen Tempo wieder in den gegenwärtigen Moment zurück. Verweilen Sie noch ein wenig in dieser Position, bevor Sie sich strecken und räkeln und jeden einzelnen Muskel in Ihrem Körper behutsam so bewegen, dass es sich für Sie richtig und gut anfühlt. Schenken Sie sich zum Abschluss selbst ein Lächeln. Ich wünsche Ihnen einen positiven, energetischen, entspannten und wundervollen Tag und freue mich auf die nächste Meditation!“

VATA-ERHÖHENDE EINFLÜSSE MINIMIEREN

Grundsätzlich können nicht nur Menschen, die ein dominantes Vata-Dosha besitzen, an einem Vata-Überschuss leiden, sondern auch Pitta-Typen, Kapha-Typen oder Mischtypen, wenn sie zu viele Vata-erhöhende Einflüsse in ihrem Leben haben. Obgleich es bei Nicht-Vata-Typen zwar länger dauern kann, bis die Folgen eines Vata-Überschusses sichtbar werden, treten diese irgendwann zutage. Ganz gleich, ob wir nun Vata als Grundkonstitution besitzen und dadurch generell für seine Beschwerden anfälliger sind oder ein anderer Konstitutionstyp sind – Vata-erhöhende Einflüsse können die Gesundheit und das Wohlbefinden von uns allen betreffen und sollten aus diesem Grund unbedingt minimiert werden.

Der **Hauptsitz von Vata** ist im **Darm**, weshalb wir bei einem erhöhten Vata-Anteil bei **Unwohlsein in den meisten Fällen zuerst mit dem Darm als Warnsignal** reagieren. Außerdem führt ein erhöhter Vata-Anteil bei zu viel Stress schnell zu **Reizbarkeit** und **Hektik**. Wir machen uns schneller **Sorgen** und werden von **Ängsten** geplagt. Wir neigen dazu, schnell unsere Meinung zu ändern und damit bei anderen Menschen auf Unverständnis zu stoßen.

Natürlich tragen wir nicht sämtliche Qualitäten von Vata in uns, da sonst alle Menschen, die ein dominantes Vata-Dosha haben, identisch sein müssten. Trotzdem kann unser Vata-Anteil von Geburt an sehr hoch sein (Prakriti) und dadurch können sich viele körperliche und geistige Eigenschaften in uns wiederfinden. Unabhängig davon, wie hoch dieser Anteil nun in jedem von uns ist, sollte dieser **bei einem Übermaß in jedem Fall reduziert werden**. Sobald wir einen erhöhten Vata-Anteil aufweisen, ist es unsere wichtigste Aufgabe, **Erdung, Ausgeglichenheit und Ruhe in unser Leben zu bringen**, die mit ganz **viel Regelmäßigkeit und Wärme** gepaart sind. Regelmäßiges Essen, Schlafen und das Einhalten von Pausen sind dabei die wichtigsten und effektivsten Stellschrauben, um Vata-erhöhende Einflüsse zu minimieren. Neben den allgemeinen Tipps, die in diesem Buch bereits in der Erste-Hilfe-Box bei Vata-Störungen (Kapitel „Vata-Störung“) aufgegriffen wurden, gilt es außerdem, die alltägliche

Informationsflut durch die Medien, die ständige Erreichbarkeit sowie Stress zu **reduzieren** und stattdessen bewusst **Ruhezonen zu schaffen**.

Dank Handy, Tablets, Laptops, Social Media und Co. sind wir heutzutage jederzeit und nahezu überall erreichbar. Das mag auf der einen Seite zwar so einige Vorteile mit sich bringen, ist auf der anderen Seite aber auch ziemlich anstrengend. Digitale Inhalte bestimmen mittlerweile unseren Alltag und ziehen uns immer mehr in ihren Bann. Dabei verhält es sich genau wie mit dem Essen, Alkohol oder bestimmten Arzneimitteln: Die Dosis macht das Gift und was zu viel ist, belastet uns, stresst uns, bringt unsere Doshas aus dem Gleichgewicht und führt auf Dauer zu Schaden.

Wenn wir gestresst sind, kann uns ein Ort der Ruhe und des Wohlbefindens den nötigen Freiraum schenken, um herunterzukommen, zu entspannen und klare Gedanken fassen zu können. Dieser Ort kann zum Beispiel ein Ort in der Natur, ein Raum oder ein bestimmter Bereich im eigenen Zuhause sein, den Sie sich selbst einrichten, der als persönliches Refugium (Rückzugsort) dient und an dem Sie sich eine kleine Auszeit gönnen können.

Suchen Sie sich dafür am besten einen Platz mit einem schönen Ausblick in die Natur, der Sie beim Abschalten unterstützen kann. Wenn das nicht möglich sein sollte, können Sie auch eine Ecke in Ihrem Zuhause suchen, in der Sie die Wand neu gestalten und diese zum Beispiel mit einem gedeckten Grünton anmalen können. Dieser wirkt nicht nur beruhigend, sondern fördert zusätzlich auch die Entspannung. Alternativ eignet sich auch eine Fototapete mit einem Naturmotiv hervorragend.

Verschönern Sie Ihren Rückzugsort außerdem mit Pflanzen und Naturmaterialien, um sich ein Stück Natur und somit Gelassenheit und Ruhe in Ihr Zuhause zu holen. Ein kleiner Zen-Garten mit Sand, ein Fußboden aus Holz, Kristalle oder Steine sind dabei wundervolle Möglichkeiten. Gerne können Sie auch die Elemente, die sich in den Doshas widerspiegeln, aufgreifen und so beispielsweise durch Steinvasen, einen kleinen Wasserfall, eine Kerze oder einen Kamin für Behaglichkeit sorgen. Natürlich darf auch das satte Grün von Pflanzen an Ihrem persönlichen Rückzugsort nicht fehlen, wobei frische Schnittblumen im Frühjahr und Sommer Leichtigkeit in Ihre Ruhezone bringen und Gräser und getrocknete Blumen im Herbst und Winter ein echter Hingucker sind.

Das passende Ambiente zum Erholen, Abschalten und Auftanken kann darüber hinaus durch Lichtkonzepte wie Kerzenschein, flackerndes Kaminfeuer und indirektes Licht (z. B. LED-Strips, Wandleuchten, Lichtleisten) geschaffen werden. Persönliche Accessoires hauchen Ihrem Rückzugsort zudem ein warmes Gefühl von Entspannung, Geborgenheit und Sicherheit ein und sorgen garantiert für einen Wohlfühlfaktor. Von einer heißen Tasse Ihres Lieblingstees über einen bestimmten Duft bis hin zu Ihrer Lieblingsmusik ist hierbei alles erlaubt. Gerne können Sie Ihren Rückzugsort auch mit persönlichen Gegenständen wie Fotos, Zitaten oder einem Liebesbrief ausstatten. Außerdem eignen sich Kissen, Decken, spezielle Meditationskissen und ein flauschiger Teppich hervorragend, um das innere Gleichgewicht und die Harmonie wiederherzustellen.

Wichtig ist, dass Sie etwas finden, das Ihnen selbst guttut, und Sie bewusst Auszeiten und Pausen in Ihrem Alltag etablieren, um negative Einflüsse zu minimieren und das Gleichgewicht Ihrer Doshas aufrechtzuerhalten.

Tipps: Vata-erhöhende Einflüsse minimieren

- Erdung, Ausgeglichenheit und Ruhe, die mit Regelmäßigkeit und Wärme gepaart sind, im Alltag etablieren
- Regelmäßigkeit beim Essen und Schlafen
- Einhalten von Pausen
- Reduktion der täglichen medialen Informationsflut und der ständigen Erreichbarkeit
- Reduktion von Stress
- Schaffung von Ruhezonen und Rückzugsorten, z. B. ein Bereich mit einem schönen Ausblick in die Natur, mit Pflanzen und Naturmaterialien, dem passenden Ambiente durch gedimmte Lichtquellen und persönlichen Accessoires

Das Yoga-Manual

DIE ASANAS

In den vergangenen Jahren hat die indische Bewegungs- und Meditationslehre **Yoga** (Entlehnung aus dem Sanskrit mit der Bedeutung **„Vereinigung"** oder **„Verbindung"**) in unserer westlichen Welt zunehmend an Popularität dazugewonnen und ist schon lange keine reine Zeitgeistaktivität mehr. Unterschiedliche Yogastilrichtungen werden in vielen Yogaschulen nach verschiedenen Traditionen geübt, wobei insbesondere die **Asanas** (Yogaübungen) und die **Pranayamas** (bewusste Regulierung, Vertiefung und Lenkung der Atmung) in den einzelnen Yogaeinheiten im Mittelpunkt stehen und uns dabei unterstützen, Lebenskraft zu gewinnen und zurück ins Gleichgewicht zu geraten.

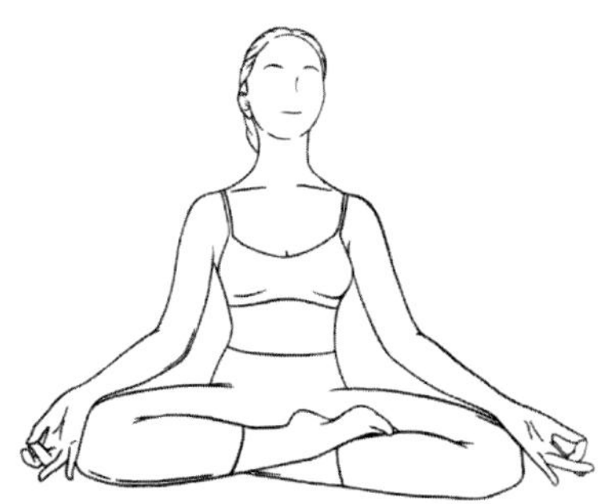

Yoga-Praktizierende kommen mit ganz individuellen Voraussetzungen, Vorstellungen sowie einer eigenen Motivation zur Yogapraxis, wobei aus einer Vielzahl unterschiedlicher Asanas bzw. Übungen die passende Praxis gefunden werden muss. Im Idealfall erarbeiten Yoga-Praktizierende dabei eine individuelle Asanapraxis, die sich nach ayurvedischen Gesichtspunkten richtet, denn das Ayurveda und das Yoga beziehen sich traditionell immer wieder aufeinander und werden deshalb oftmals als Schwesternwissenschaften bezeichnet.

Ayurveda und Yoga werden bereits in den Jahrtausende alten vedischen Texten im selben Kontext genannt, haben demnach beide denselben Ursprung. Genau wie im Ayurveda geht es dabei auch beim Yoga um einen **ganzheitlichen Ansatz**, wobei Meditation, Bewegung und Atemtechniken ein wichtiger Bestandteil sowohl des Ayurveda als auch des Yogas sind. Im Zuge dessen bezieht nicht nur das Ayurveda unterschiedliche Praktiken des Yogas ein, sondern auch beim Yoga lassen sich zahlreiche Reinigungstechniken und Ernährungsempfehlungen für eine gesunde Lebensführung wiederfinden, deren Ursprünge im Ayurveda liegen.

Ayurveda und Yoga ergänzen sich also perfekt, wobei ihre Symbiose (Zweckbeziehung, Vereinigung) eine absolute und vollkommene Lebensweise repräsentiert, die uns nicht nur Energie und Vitalität schenkt, sondern auch unser Leben über die körperliche sowie die spirituelle Ebene tiefgehend transformiert. Dabei legen die vedischen Lehren des Ayurveda das Fundament, das mit verschiedenen Yogaübungen – in Form von Asanas und Pranayamas – unterstützt werden kann, sodass eine ganzheitliche Praxis für unsere körperliche, geistige und seelische Gesundheit etabliert werden kann. Einerseits zeigt uns das Ayurveda, wie wir Körper und Geist gesund halten können, und andererseits hilft uns das Yoga, dieses Wissen umzusetzen und aktiv in unser alltägliches Leben zu integrieren.

Das wichtigste Bindeglied zwischen dem Ayurveda und dem Yoga ist die Lebenskraft, die auch als Prana bezeichnet wird. Das Ayurveda lehrt uns, den heilenden Aspekt von Prana zu kultivieren (also anzueignen und zu festigen), indem wir die Lebensenergie über unsere Ernährung erhöhen und den Pranafluss im Körper, zum Beispiel durch Ölmassagen, optimieren. Im Gegensatz dazu zeigen uns Asanas und Pranayamas, wie wir die Lebensenergie lenken können. Da sich die körperliche und geistige Gesundheit permanent in Wechselwirkung befinden und sich gegenseitig bedingen, bietet uns sowohl das Ayurveda als auch die Yogapraxis eine wundervolle Methode, um nicht nur die physische Ebene, sondern auch die energetische Ebene unseres Körpers zu beeinflussen.

Die Yogapraxis ist energetische Arbeit, weshalb die Asanas und Pranayamas das Gleichgewicht der Doshas beeinflussen können. Oftmals bestimmt dabei jedoch nicht unsere Grundkonstitution, sondern vielmehr das vorherrschende Dosha, von welcher Art yogischen Praxis wir uns angezogen fühlen. Aus diesem Grund laufen wir häufig Gefahr, die Balance unserer Doshas zu stören, anstatt diese ins Gleichgewicht zu bringen. Ziel der Asanas ist es allerdings, ein körperliches, emotionales und mentales Gleichgewicht des Praktizierenden zu erreichen, wobei die Asana-Praxis sowohl ein Überschuss (Hypertonus) als auch einen Mangel (Hypotonus) an Spannung in Wohlspannung umwandeln soll.

In der Regel vermitteln unterschiedliche Yogatraditionen teilweise sehr unterschiedliche Asana-Praktiken, die sich aus dynamischen und statischen Asanas zusammensetzen. Grundsätzlich ist es aber nicht für alle Menschen sinnvoll, dieselbe Yogapraxis zu absolvieren. Das Ayurveda bringt die verschiedenen Konstitutionen eines Menschen zum Ausdruck, die dann von den unterschiedlichen Yogastilen hervorragend ergänzt werden. Vata, Pitta und Kapha haben dabei ihren festen Sitz im Körper und bringen bestimmte Qualitäten mit sich, die wir nicht nur mit einer typgerechten Ernährung oder Dosha-entsprechenden Maßnahmen ausgleichen können, sondern auch mit Asanas und Pranayamas. Vor allem den Asanas werden dabei bestimmte Eigenschaften zugesprochen, von denen sich einige förderlich und andere weniger förderlich auf die einzelnen Doshas auswirken. Aus diesem Grund sollte die Yogapraxis also immer individuell und bewusst auf uns selbst und unseren persönlichen ayurvedischen Konstitutionstypen abgestimmt werden.

Yoga für den Ayurveda-Typ Vata

Das Vata-Dosha repräsentiert das Prinzip der Bewegung und Veränderlichkeit, weshalb für den Vata-Typen beim Yoga vor allem Ruhe, Stabilität, Erdung und Stetigkeit im Vordergrund stehen sollten. Grundsätzlich sammelt sich die Vata-Energie dabei insbesondere im Beckenbereich sowie am Dickdarm an, sodass ruhige Asanas, die sowohl Verspannungen als auch Blockaden im Kreuzbein sowie im Bereich der Hüften- und Lendenwirbel auflösen, ideal sind. Außerdem eignen sich vor allem sanfte Dehnungen mit einer bewussten Atmung und Vorwärtsbeugungen, die das Nervensystem beruhigen, besonders gut. Da Vata-Typen tendenziell etwas steif sind und schnell auch zur körperlichen Angespanntheit neigen, bieten sich zudem langsame Sonnengrüße (mehr dazu erfahren Sie im Laufe des Kapitels) mit einer ruhigen und gleichzeitig fließenden Atmung als Aufwärmprogramm an.

Fünf tolle Yogaübungen für das Vata-Dosha:

Balasana

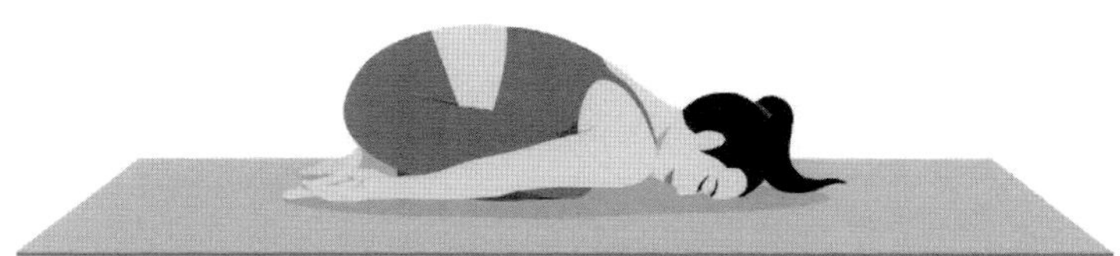

Das Balasana, das geläufiger unter der Bezeichnung Kindshaltung bekannt ist, wirkt beruhigend, entspannend und regenerierend auf den Körper und eignet sich insbesondere zu Beginn der Yogapraxis oder zwischen anstrengenden Asanas. Obgleich das Balasana auf den ersten Blick wie eine simple Position erscheint, erfordert sie viel Geduld, Hingabe und den Zustand des Nichtstuns, was für viele Menschen gar nicht einmal so einfach ist.

Auf körperlicher Ebene dehnt die Kindshaltung vor allem Oberschenkel, Hüfte, den unteren Rücken und die Wirbelsäule, löst Spannungen und Schmerzen im Nacken-, Schulter- und Rückenbereich, massiert und aktiviert unsere inneren Organe, fördert und harmonisiert unsere Verdauungsprozesse, unterstützt die richtige Atmung sowie die Durchblutung des Körpers, reguliert Agni (also unser Verdauungsfeuer) und reduziert das Vata-Dosha.

Auf energetischer und geistiger Ebene lenkt das Balasana den Atem in den Rücken und stimuliert dadurch die dort befindlichen Nervenbahnen. Außerdem regt das Asana den Pranafluss an, beruhigt den Geist, hilft bei Stress und lindert Erschöpfung und Anspannung.

Ausführung:

1. Setzen Sie sich mit geschlossenen Füßen und Knien in den Fersensitz.

2. Im Zuge der nächsten Ausatmung beugen Sie sich nun kontrolliert nach vorne und legen Ihre Stirn dabei auf der Matte vor Ihren Knien ab.

3. Ihre Arme platzieren Sie neben Ihrem Körper, wobei die Handflächen zur Decke zeigen, sodass Ihre Schlüsselbeine und Schultern zum Boden sinken können. Zeitgleich ziehen Sie Ihre Schulterblätter voneinander weg.

4. Nun lenken Sie Ihre Aufmerksamkeit vollkommen auf Ihren Atem und führen die Nasenatmung (Kapitel „Pranayama") durch.

5. Halten Sie die Position für mindestens 30 Sekunden.

Sollten Sie mit Ihrem Kopf nicht den Boden berühren können oder sollte sich diese Position für Sie im Nacken unangenehm anfühlen, können Sie Ihren Kopf alternativ auch auf einem Kissen ablegen. Wenn Sie Ihr Gesäß außerdem nicht auf Ihren Füßen ruhen lassen können oder sich diese Position nicht gut für Sie anfühlt, platzieren Sie auch hier ein Kissen zwischen Füßen und Gesäß.

Achtung: Führen Sie dieses Asana nicht aus, wenn Sie unter akuten Entzündungen im Bauch oder dem Hüftgelenk, an Knieverletzungen, Durchfall oder Bluthochdruck leiden. Wenn Sie schwanger sind, empfiehlt sich eine Variante mit geöffneten Beinen, durch die weniger Druck auf den Bauchraum ausgeübt wird.

Supta Baddha Konasana

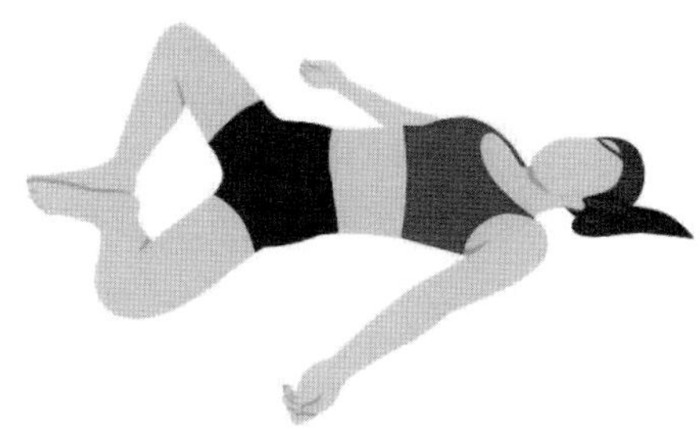

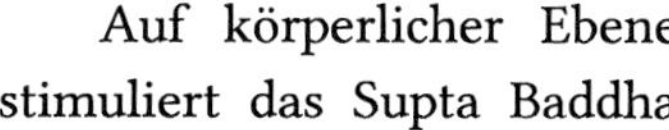

Das Supta Baddha Konasana, das auch als liegender Schmetterling bekannt ist, ist eine regenerierende Haltung und sanfte Herzöffnung zugleich.

Auf körperlicher Ebene stimuliert das Supta Baddha Konasana die Aktivität unserer inneren Organe, dehnt die Oberschenkelinnenseite, die Knie und den Leistenbereich, öffnet die Schultervorderseite und den Brustkorb, löst Spannungen im Beckenbereich, reduziert das Vata-Dosha und verbessert die allgemeine Durchblutung. Auf energetischer und geistiger Ebene stimuliert der liegende Schmetterling den Lungen-, Leber- und Herzmeridian und kann sowohl Stress als auch Wechseljahrs- und Menstruationsbeschwerden lindern. Außerdem öffnet das Asana unser Herz und kann sehr regenerierend wirken.

Ausführung:

1. Setzen Sie sich in die Mitte auf Ihrer Yogamatte und positionieren Sie eine Rolle oder ein Kissen unter Ihrem Rücken.

2. Sobald Ihr Oberkörper entspannt auf der Rolle aufliegt, öffnen Sie Ihre Knie und lassen diese zur Seite fallen. Wenn Sie möchten, können Sie sich zur Unterstützung einen Block auf beiden Seiten unter Ihre Knie legen.

3. Schließen Sie Ihre Füße, sodass Ihre Fußsohlen zueinander zeigen.

4. Nun breiten Sie Ihre Arme seitlich aus, wobei Ihre Handflächen nach oben zeigen.

5. Lassen Sie sich ganz entspannt in die Haltung sinken.

Sollten Sie Spannungsgefühle in den Knien, Leisten oder den Innenseiten Ihrer Oberschenkel verspüren, können Sie Ihre Beine gerne durch eine Decke stützen. Zur Unterstützung der Mobilisierung in den Hüftgelenken und Leisten eignen sich zudem Sandsäcke, die Sie längs Ihrer Leisten auflegen.

Jathara Parivartanasana

Das Jathara Parivartanasana, auch als Reclining Twist Pose oder Twist im Liegen bekannt, ist ein Asana aus dem Yin-Yoga (ruhiger und passiver Yoga-Stil), das sich wunderbar am Ende einer Yogaeinheit eignet.

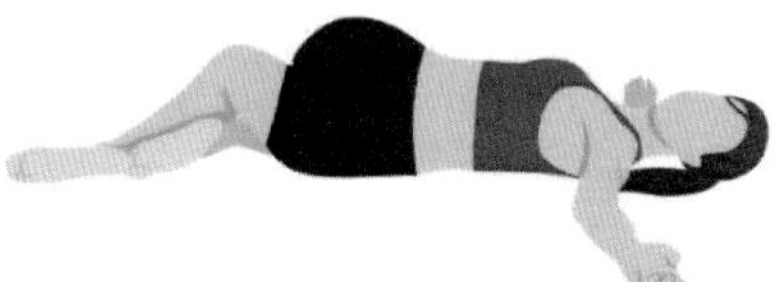

Auf körperlicher Ebene wirkt das Jathara Parivartanasana Steifheit in Schultern, Hüften, Nacken und Wirbelsäule entgegen, dehnt die Muskeln, die sich vom Bauch bis hin zu den Oberschenkeln erstrecken, reduziert das Vata-Dosha, stimuliert den Dickdarm und komprimiert sowohl die Verdauungs- als auch die Ausscheidungsorgane.

Auf energetischer und geistiger Ebene erfrischt und beruhigt der Twist im Liegen den Geist und den Körper, trägt zu einer besseren Verdauung bei und wirkt bei Müdigkeit, Stress und Angst therapeutisch.

Ausführung:

1. Legen Sie sich in einer entspannten Rückenlage auf die Matte.
2. Winkeln Sie nun beide Knie an und ziehen Sie diese in die Richtung Ihrer Brust.
3. Im Zuge der nächsten Ausatmung bringen Sie Ihre Beine nun sanft zum Boden und Ihren Kopf zeitgleich zur gegenüberliegenden Seite.
4. Strecken Sie Ihre Arme seitlich am Boden aus, schließen Sie Ihre Augen und halten Sie die Position für einige Atemzüge.
5. Anschließend wechseln Sie die Seite.

Achten Sie während der gesamten Übungsausführung darauf, dass Ihre Hüfte aufgerichtet und Ihre Schultern auf der Matte bleiben. Üben Sie zudem zu keiner Zeit starken Druck auf Ihre Knie aus.

Achtung: Wenn Sie unter Schmerzen im Schulter-, Nacken- oder Rückenbereich leiden, sollten Sie die Übung stets vorsichtig ausführen und gegebenenfalls mit einem Arzt Rücksprache halten.

Uttanasana

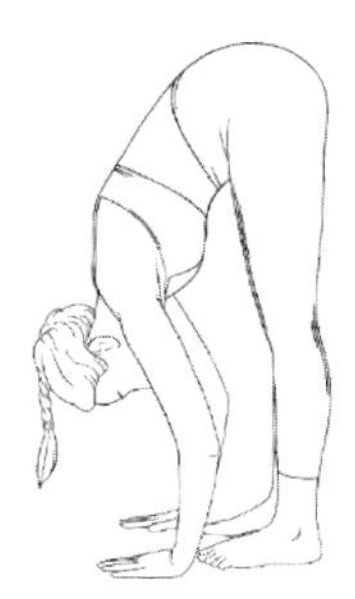

Das Uttanasana, das auch stehende Vorbeuge genannt wird, bringt zahlreiche positive Wirkungen mit sich und zeichnet sich in erster Linie durch die intensive Streckung der Körperrückseite aus. Dabei unterstützt uns das Uttanasana vor allem beim Loslassen, wobei sich die entspannende Wirkung des Asanas erst dann einstellt, wenn wir es schaffen, Körper und Geist bei der Ausführung vollkommen zu entspannen. Auf körperlicher Ebene beruhigt das Uttanasana das Nervensystem, lockert die Muskulatur im Nacken, öffnet die Schulterpartie, aktiviert die im Bauch befindlichen Organe, unterstützt die Blutzufuhr zu unserem Gehirn, reduziert das Vata-Dosha, dehnt die Wirbelsäule, den Lendenbereich sowie die Beinrückseite und kann sowohl Menstruationsbeschwerden als auch Verdauungsprobleme lindern. Auf energetischer und geistiger Ebene baut die stehende Vorbeuge Stress ab und wirkt gleichzeitig entspannend und ausgleichend. Außerdem fördert das Asana Demut und Hingabe.

Ausführung:

1. Stellen Sie sich aufrecht mit geschlossenen Füßen auf, wobei sich Ihre Zehen und Fersen berühren. Ihre Knie sind leicht gebeugt, Ihr Bauch ist eingezogen und Ihre Wirbelsäule ist gestreckt. Mit der nächsten Ausatmung beugen Sie sich nun langsam und kontrolliert mit Ihrem Oberkörper über die Oberschenkel nach vorne.
2. Ihre Hände können Sie dabei entweder am Boden oder an Ihren Beinen auflegen. Lassen Sie Ihren Kopf hängen und entspannen Sie dabei vor allem Ihre Nacken- und Schulterpartie.
3. Atmen Sie tief ein und wieder aus und lassen Sie im Zuge jeder Ausatmung immer mehr los, um noch tiefer und sanfter in die Haltung zu fallen. Strecken Sie nach und nach Ihre Beine immer mehr durch.
4. Verweilen Sie für einen Moment in dieser Position und beugen Sie anschließend die Knie, um mit geradem Rücken nach oben zu kommen. Bringen Sie abschließend Ihre Arme über die Seiten nach oben.

Achtung: Führen Sie dieses Asana nicht aus, wenn Sie unter Rückenbeschwerden leiden.

Vrikshasana

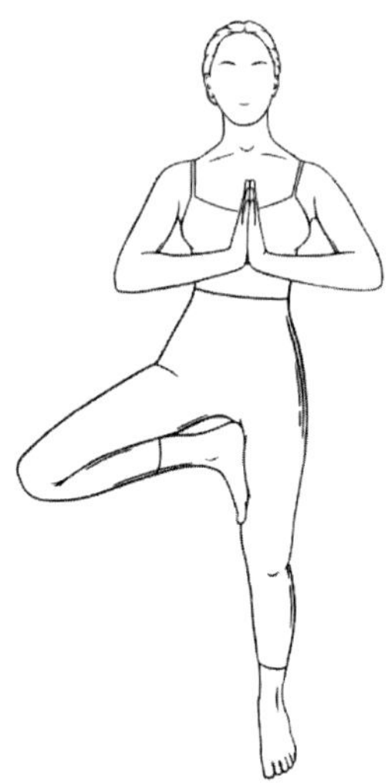

Das Vrikshasana bzw. der Baum gehört zu den Klassikern unter den Asanas. Dabei erfordert das Vrksasana sowohl Stabilität als auch Flexibilität und verlangt nach der perfekten Balance zwischen zu wenig und zu viel Anspannung. Gleichzeitig lehrt uns der Baum, den Moment so anzunehmen, wie er ist.

Auf körperlicher Ebene aktiviert das Vrksasana nahezu alle Muskeln in unserem Körper, kräftigt Füße und Hüfte, stärkt unsere Beinmuskulatur, verbessert den Gleichgewichtssinn, reduziert das Vata-Dosha, öffnet das Herz und sorgt für eine gleichmäßigere Atmung.

Auf energetischer und geistiger Ebene wirkt der Baum erdend. Er stärkt unsere innere Ruhe, fokussiert und klärt unseren Geist.

Ausführung:

1. Stellen Sie sich stabil und hüftbreit auf, lassen Sie Ihre Schultern entspannt nach hinten und unten sinken und öffnen Sie Ihre Brust.

2. Spannen Sie Ihren gesamten Bauch sowie den Rumpf an, sodass Ihr Becken leicht nach vorne kippt und Sie in kein Hohlkreuz fallen. Beugen Sie außerdem Ihre Knie minimal.

3. Nun verlagern Sie Ihr Gewicht langsam auf Ihr linkes Bein, das zuerst als Standbein dient.

4. Anschließend heben Sie Ihr rechtes Knie ganz kontrolliert so weit wie möglich nach oben und setzen Ihre rechte Fußsohle entweder am linken Oberschenkel, an der linken Wade oder mit den Zehen am Boden und der Ferse am Knöchel auf. Gerne können Sie hierbei mit Ihren Händen nachhelfen.

Merke: Je höher Sie Ihren Fuß platzieren, umso anspruchsvoller wird die Übung.

5. Bringen Sie Ihre Hände vor Ihrer Brust in Gebetshaltung zusammen.

6. Wenn Sie sich stabil und sicher fühlen, strecken Sie nun Ihre Arme kontrolliert über Ihrem Kopf aus und bringen Ihre Handflächen aneinander, sodass sich Daumen und Zeigefinger berühren und Ihre Schultern entspannt und von den Ohren wegbleiben.

7. Halten Sie die Position und setzen Sie anschließend Ihren Fuß ab. Führen Sie das Asana auf der anderen Seite aus.

Suchen Sie sich am besten einen Punkt zum Fixieren, um leichter im Gleichgewicht zu bleiben.

Achtung: Setzen Sie Ihren Fuß in keinem Fall auf Ihrem Knie ab, sondern immer entweder darüber oder darunter, um Ihr Kniegelenk zu schonen. Falls Sie unter Bluthochdruck leiden, sollten Sie Ihre Arme außerdem keinesfalls anheben.

Yoga für den Ayurveda-Typ Pitta

Das Pitta-Dosha symbolisiert das Prinzip der Umwandlung und Energiegewinnung, weshalb Pitta-Typen ein hitziges Naturell besitzen. Die Yogapraxis für das Pitta-Dosha sollte diese Hitze keineswegs verstärken, sondern idealerweise kühlend, ausgleichend, verzeihend, hingebungsvoll, sanft und entspannend sein. Genau wie für den Vata-Typen eignen sich auch für das Pitta-Naturell Twists mit Vorwärtsbeugen hervorragend, wobei Sie in der Auswahl geeigneter Asanas weniger eingeschränkt sind. Wichtig ist, dass die gewählten Asanas sowohl das innere als auch das äußere Gleichgewicht aufrechterhalten. Langsame, sitzende Drehungen bringen außerdem die Verdauung von Pitta-Typen zurück ins Gleichgewicht und wirken darüber hinaus reinigend auf die Leber. Nach der Yogapraxis sollte der gesamte Bauch des Pitta-Typen entspannt, ruhig, zufrieden, kühl und der Geist klar sein.

Fünf tolle Yogaübungen für das Pitta-Dosha:

Adho Mukha Svanasana

Das Adho Mukha Svanasana, das oftmals auch als herabschauender Hund bezeichnet wird, ist ein vielseitiges und bekanntes Asana, das als Teil des Sonnengrußes in vielen Yogaeinheiten zu Beginn praktiziert wird.

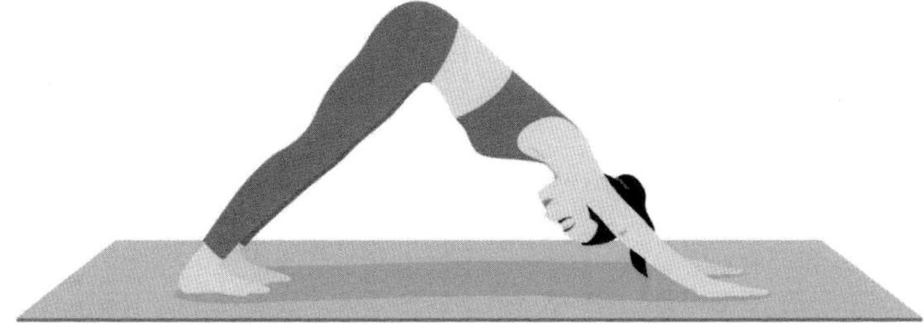

Auf körperlicher Ebene stärkt und dehnt das Ado Mukha Svanasana Schultern, Arme und Beine, kann Spannungskopfschmerzen lindern, reduziert Steifheit in den Fuß-, Knie-, Schulter- und Hüftgelenken, reduziert das Pitta-Dosha, beugt Osteoporose (eine Erkrankung, bei der es zu einer verminderten Knochendichte kommt) vor, entspannt den Rücken und kann somit Rückenschmerzen reduzieren und hilft sowohl gegen

Müdigkeit als auch gegen Schlaflosigkeit. Auf energetischer und geistiger Ebene erhöht der herabschauende Hund unser Selbstbewusstsein, steigert unser Durchhaltevermögen, baut Stress ab, aktiviert die Energien in unserem Körper, wirkt entspannend, ausgleichend und stimmungsaufhellend und kann dadurch auch wirksam gegen leichte Depressionen oder in schwierigen Lebensphasen sein.

Ausführung:

1. Legen Sie sich zunächst in Bauchlage hin, pressen Sie sich im Liegestütz fest mit Ihren Händen in die Yogamatte und schieben Sie dabei Ihr Gesäß nach hinten und oben.
2. Anschließend schieben Sie Ihre Fersen aktiv sowohl nach hinten als auch nach unten und versuchen dabei, die Fersen außerdem zum Boden zu bringen.
3. Lassen Sie Ihre Schultern und Ihren Nacken entspannt, ziehen Sie Ihre Schulterblätter aktiv auseinander und richten Sie Ihren Blick zwischen Ihre Füße.
4. Halten Sie das Asana für einige Atemzüge und konzentrieren Sie sich dabei ganz bewusst auf Ihren Atem.

Sollte sich die Dehnung in Ihrer Beinrückseite für Sie zu intensiv oder auch im unteren Rücken unangenehm anfühlen, können Sie gerne Ihre Knie beugen. Stellen Sie während der Übungsausführung zudem sicher, dass Sie weniger Ihre Beine und mehr Ihren Rumpf strecken, indem Sie Ihr Körpergewicht gleichermaßen zwischen Ihrem Ober- und Unterkörper verteilen. Außerdem sollten Sie Ihre Ellenbogen zu keiner Zeit überstrecken, sondern sie immer minimal gebeugt halten.

Achtung: Führen Sie dieses Asana nicht aus, wenn Sie im letzten Trimester schwanger sind, hohen Blutdruck oder einen erhöhten Augeninnendruck haben oder unter dem Karpaltunnelsyndrom (also einer Schwellung des Gewebes im Karpaltunnel, welcher sich im Bereich der Innenseite des Handgelenks und der Handwurzel befindet) leiden.

Parivrtta Trikonasana

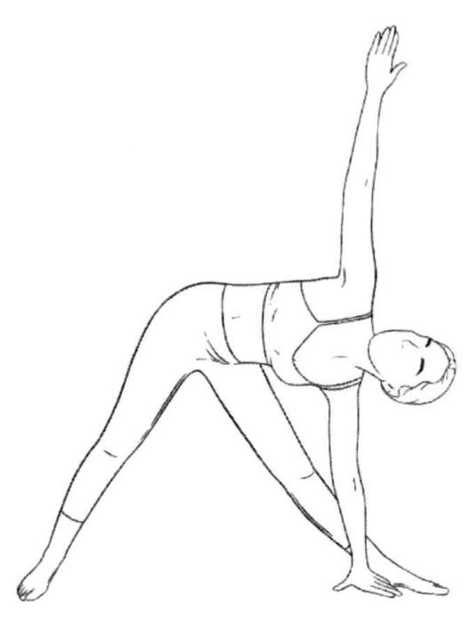

Das Parivrtta Trikonasana, das auch als gedrehtes Dreieck bekannt ist, ist ein anmutiges Asana, das eine Standhaltung mit einer Drehhaltung verbindet und sich oftmals vor allem für Einsteiger wunderbar eignet.

Auf körperlicher Ebene dehnt, aktiviert und kräftigt das Parivrtta Trikonasana die Beinmuskulatur, öffnet und dehnt Hüfte sowie Brustkorb, mobilisiert Wirbelsäule und Hüfte, stimuliert die inneren Organe und regt ihre Funktionen an, reduziert das Pitta-Dosha, kräftigt den Rücken, lindert Rückenschmerzen, schult den Gleichgewichtssinn und lässt uns im Allgemeinen freier atmen.

Auf energetischer und geistiger Ebene aktiviert das gedrehte Dreieck sämtliche Energielinien, die über die Arme verlaufen. Außerdem hat das Asana einen positiven Einfluss auf unsere Bodenständigkeit, körperliche Flexibilität und Vitalität, fokussiert und erdet unseren Geist, aktiviert all unsere Chakren (feinstoffliche Energiezentren) und harmonisiert auf diese Weise die Energie in unserem gesamten Körper. Durch die verbesserte und freiere Atmung fühlen wir uns zudem unbeschwerter und leichter.

Ausführung:

1. Stellen Sie sich zunächst aufrecht hin und machen Sie dann mit Ihrem rechten Fuß einen großen Schritt nach vorne, wobei Ihr rechter Fuß geradeaus zeigt und Ihr linker Fuß um etwa 60 Grad nach außen gedreht ist.

2. Strecken Sie Ihre Beine durch und beugen Sie dann Ihren Oberkörper langsam und kontrolliert zu Ihrem rechten Bein herunter. Gleichzeitig bringen Sie Ihre linke Hand zur Matte und legen diese auf.

3. Anschließend bringen Sie Ihren rechten Arm nach oben, wobei Ihr Blick Ihrer Hand folgt und sich Ihre Hand mit Ihren Armen in einer senkrechten Linie befindet.

4. Halten Sie die Position für einige Atemzüge und wiederholen Sie das Asana dann auf der anderen Seite.

Falls Sie Ihre Hand nicht auf der Matte ablegen können, können Sie gerne einen Block als Erhöhung verwenden.

Achtung: Führen Sie dieses Asana nicht aus, wenn Sie schwanger sind oder starke Probleme im Bereich des unteren Rückens haben. Falls Sie an niedrigem Blutdruck leiden, kann während der Übungsausführung außerdem ein Schwindelgefühl auftreten.

Utthita Parsvakonasana

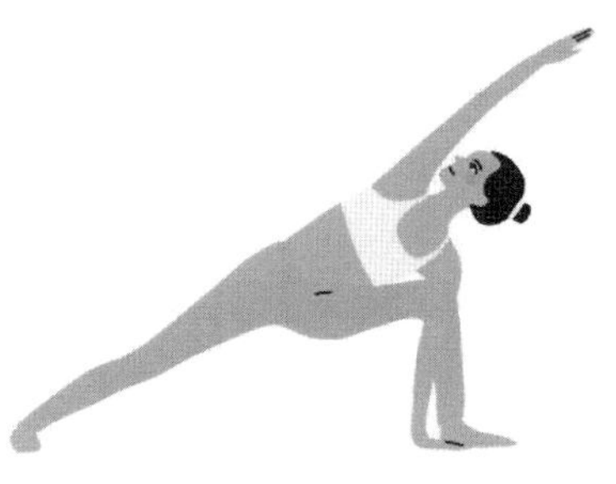

Das Utthita Parsvakonasana bzw. der gestreckte seitliche Winkel ist ein wahrer Alleskönner, der unser Energiezentrum aktiviert und uns dadurch Kraft spendet.

Auf körperlicher Ebene stärkt das Utthita Parsvakonasana die Beine, kräftigt Hüfte und Bauch, dehnt die Oberschenkelrückseite, die Adduktoren sowie den breiten Rückenmuskel, öffnet die Schultern und die Brust, stärkt all unsere Muskeln, von denen unsere Knie stabilisiert werden, verleiht sowohl unserem Beckenboden als auch unseren Bauchmuskeln Spannkraft, lindert Arthritis und Schmerzen am Ischias, reduziert das Pitta-Dosha, regt die Verdauung an und stimuliert sowie massiert unsere im Bauch befindlichen Organe.

Auf energetischer und geistiger Ebene lindert der gestreckte seitliche Winkel sowohl mentalen als auch emotionalen Stress.

Ausführung:

1. Stellen Sie sich aufrecht hin und machen Sie, im Zuge der nächsten Ausatmung, einen weiten Ausfallschritt mit Ihrem linken Bein nach hinten. Dabei richten Sie Ihren hinteren Fuß parallel zum kurzen Ende der Matte aus und den vorderen Fuß parallel zum langen Ende der Matte. Außerdem sollten sich Ihre Fersen in einer Linie befinden.

2. Spannen Sie nun die Muskulatur Ihres hinteren Oberschenkels an, sodass Ihre Kniescheibe leicht nach oben zieht.

3. Beugen Sie Ihr rechtes Knie so weit, bis sich Ihr Oberschenkel parallel zur Matte befindet und sich in Ihrem Knie ein rechter Winkel formt. Stellen Sie währenddessen sicher, dass sich Ihr Knie direkt über Ihrem Schienbein befindet und nicht über Ihren Fuß ragt.

4. Anschließend strecken Sie Ihre Arme seitlich aus und senken Ihren Oberkörper gleichzeitig aus der Hüfte heraus nach rechts, sodass Sie Ihre rechte Hand außen neben Ihrem rechten Fuß ablegen können.

5. Strecken Sie Ihre linke Hand zur Decke und achten Sie darauf, dass Ihre Schultern eine senkrechte Linie bilden.

6. Nun strecken Sie Ihre Wirbelsäule lang und Ihren Brustkorb nach vorne. Währenddessen streben Ihre Schulterblattspitzen zur Hüfte, um zwischen Ohr und Schulter Raum zu schaffen. Drücken Sie gleichzeitig mit Ihrem rechten Knie sanft gegen Ihren rechten Arm, um zu verhindern, dass Ihr Knie nach innen sinkt.

7. Abschließend drehen Sie Ihren Blick in Richtung Ihres linken Daumens und halten die Position für einige Atemzüge, bevor Sie das Asana in die andere Richtung ausüben.

Falls Sie mit Ihrer Hand nicht vollständig bis auf den Boden kommen sollten, können Sie sich gerne einen Block unter die Hände legen. Wenn Sie außerdem das Gefühl haben, Sie würden bei der Übungsausführung umfallen, können Sie sich zu Beginn mit Ihrem Unterarm auf Ihrem Oberschenkel aufstützen.

Achtung: Leiden Sie unter Nackenproblemen, drehen Sie Ihren Kopf nicht in die Richtung der Decke, sondern lassen Ihren Blick entweder nach unten oder gerade nach vorne wandern. Außerdem sollten Sie Ihren oberen Arm nicht vollständig durchstrecken, falls Sie Schulterprobleme haben, das Durchstrecken des Arms kann nämlich zu einer Überstreckung des Schultergelenks führen. Winkeln Sie stattdessen Ihren Arm an und legen Sie Ihre Hand auf das Schultergelenk, sodass Ihr Ellbogen den höchsten Punkt bildet. Führen Sie die Übung grundsätzlich gar nicht aus, wenn Sie schwanger sind, da Ihre Bauchmuskulatur während der Übung angespannt ist und dadurch sehr viel Kraft in Ihrer Körpermitte aufgebaut wird.

Ardha Matsyendrasana

Das Ardha Matsyendrasana, auch bekannt als halber Drehsitz, ist nicht nur eine Wohltat für unsere Wirbelsäule und unseren Rücken, sondern auch ein Asana des Annehmens.

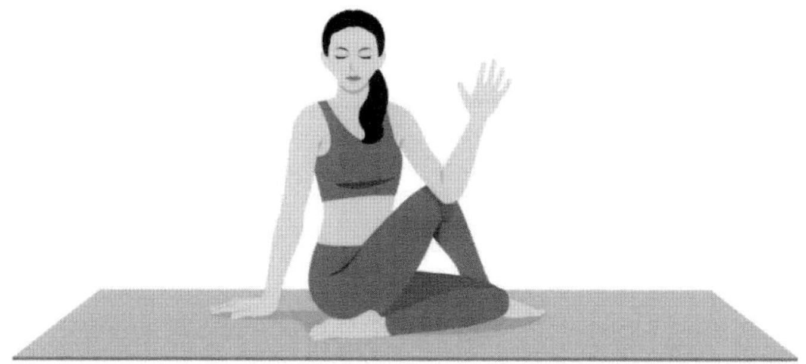

Auf körperlicher Ebene regt das Ardha Matsyendrasana den Stoffwechsel, die Durchblutung und die Verdauung an, stimuliert die Nieren, die Leber und die Milz, massiert die Bauchorgane, aktiviert somit die Reinigungsfunktionen unseres Körpers und führt damit in der Folge Körpergifte ab. Außerdem lockert der halbe Drehsitz eine steife Hüfte, dehnt und stärkt die schrägen Bauchmuskeln sowie die Rückenmuskulatur, lindert Rückenschmerzen, erhält die Flexibilität unserer Wirbelsäule, reduziert das Pitta-Dosha, wirkt gegen Diabetes-Symptome förderlich, unterstützt den Flüssigkeitshaushalt unserer Bandscheiben und aktiviert das sympathische Nervensystem. Das sympathische Nervensystem bzw. der Sympathikus ist gemeinsam mit dem Parasympathikus Teil des vegetativen Nervensystems, das für die Regulation von lebenswichtigen Körperfunktionen verantwortlich ist, wie beispielsweise Herzschlag, Atmung und Verdauung. Während das sympathische Nervensystem die Funktion von Organen in stressigen Situationen steuert, reguliert das parasympathische Nervensystem unsere Organfunktionen in ruhigen Situationen.

Auf energetischer und geistiger Ebene wirkt das Ardha Matsyendrasana stressabbauend, harmonisierend und beruhigend. Weiterhin hält das Asana unseren Geist flexibel, verbindet beide Körperhälften sowie das Becken auf energetische Weise mit unserem Kopf und unterstützt uns dabei, unser inneres Gleichgewicht aufrechtzuerhalten sowie unseren Idealen treu zu bleiben. Darüber hinaus öffnet der halbe Drehsitz unsere feinstoffliche Wirbelsäule (Sushumna, wichtigster Energiekanal), die vom unteren Ende der Wirbelsäule bis zur Krone unseres Kopfes verläuft.

Ausführung:

1. Setzen Sie sich zunächst im Fersensitz auf Ihre Matte und lassen Sie dann Ihr Gesäß zur rechten Seite rutschen, sodass Sie mit Ihrem Gesäß neben Ihren Füßen auf der Matte sitzen.

2. Anschließend stellen Sie Ihr linkes Bein auf und positionieren Ihren linken Fuß an der Außenseite Ihres rechten Knies, wobei Ihre Fußsohle vollständig auf der Matte aufliegt.

3. Mit der nächsten Einatmung legen Sie nun Ihren rechten Arm um Ihr aufgestelltes linkes Knie und legen Ihre linke Hand hinter Ihrem Gesäß auf der Matte ab. Stellen Sie sicher, dass Ihre linke Hand nur leicht auf dem Boden liegt und kein Gewicht trägt.

4. Halten Sie Ihre Schultern gerade und entspannt.

5. Mit jeder neuen Einatmung strecken Sie Ihre Wirbelsäule nun in die Länge und mit jeder Ausatmung vertiefen Sie Ihre Drehung.

6. Abschließend drehen Sie Ihren Kopf leicht und kontrolliert über Ihre linke Schulter, halten die Position für einige Atemzüge und führen das Asana anschließend auf der anderen Seite aus.

Achten Sie darauf, dass Sie sowohl die Länge in Ihrer Wirbelsäule erhalten, Ihren Rücken also lang und gerade lassen und diesen nicht stauchen, als auch Ihre Wirbelsäule drehen und die Drehung nicht aus Ihrem Kopf oder den Schulterblättern herbeiführen. Außerdem sollten Sie sicher gehen, dass Sie Ihre Halswirbelsäule nicht überdrehen, indem Sie Ihr Kinn stets in einer Linie mit Ihrem Brustbein halten.

Achtung: Führen Sie dieses Asana nicht aus, wenn Sie schwanger sind, unter akuten Entzündungen im Bauchraum oder an einem akuten Bandscheibenvorfall leiden, vor kurzem im Rumpf operiert wurden, ein Magengeschwür oder einen Leistenbruch haben. Bei Verletzungen an der Wirbelsäule und Rückenproblemen ist zudem Vorsicht geboten.

Setu Bandha Sarvangasana

Das Setu Bandha Sarvangasana oder auch die Schulterbrücke gehört zu den Klassikern unter den Asanas, da es sowohl für den Körper als auch für den Geist eine reine Wohltat ist. Die Herausforderung der Übung liegt dabei in der Koordination der einzelnen Muskelaktivitäten, die jedoch vielfältige und positive Effekte mit sich bringen.

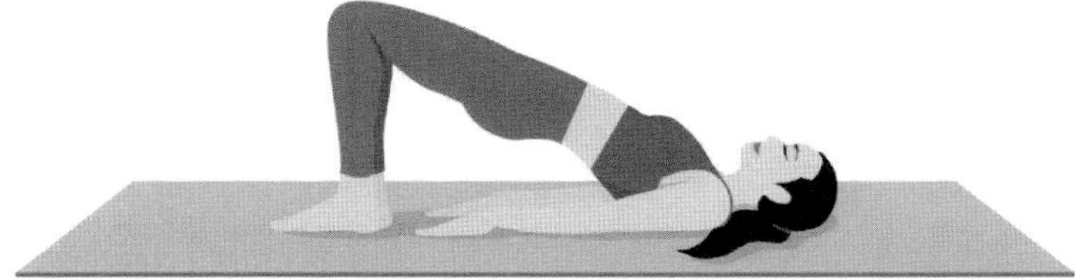

Auf körperlicher Ebene öffnet und dehnt das Setu Bandha Sarvangasana unsere gesamte Körpervorderseite, aktiviert die Muskeln im unteren Rücken sowie die Muskeln in den Beinen und rund um den Beckenboden. Darüber hinaus entspannt die Schulterbrücke unseren Nacken, fördert die Beweglichkeit unserer Wirbelsäule, reduziert das Pitta-Dosha, lindert Nerven- und Rückenschmerzen, streckt das Verdauungssystem und verbessert dadurch einerseits die Verdauung und stärkt andererseits unsere Bauchorgane.

Auf energetischer und geistiger Ebene öffnet das Setu Bandha Sarvangasana die Brücke zu unserem Herzen, wirkt energetisch aktivierend, schenkt uns ein positives und aufhellendes Gefühl, beruhigt unseren Geist und stellt einen wunderbaren Ausgleich zum stressigen Alltag dar.

Ausführung:

1. Legen Sie sich in Rückenlage auf Ihre Yogamatte, stellen Sie die Füße hüftbreit fest im Boden auf und legen Sie Ihre Arme seitlich neben Ihrem Körper ab.

2. Drücken Sie nun Ihre Füße in die Yogamatte und heben Sie Ihr Becken, im Zuge der nächsten Ausatmung, nach oben.

3. Strecken Sie Ihre Arme lang, verschränken Sie die Hände unter Ihrem entspannten Gesäß ineinander und lassen Sie Ihren Nacken lang.

4. Nun pressen Sie Ihren Großzehballen ganz bewusst in Ihre Yogamatte, um zu verhindern, dass Ihre Knie auseinanderfallen.

5. Halten Sie das Asana für einige Atemzüge, heben Sie anschließend Ihre Fersen, rollen Sie Ihren Rücken Wirbel für Wirbel zur Matte ab, strecken Sie Ihre Beine und spüren Sie noch für einen Moment lang nach.

Indem Sie Ihre Schultern, Hände und Füße weiterhin in die Matte schieben, gelingt es Ihnen womöglich, Ihr Becken noch weiter anzuheben.

Achtung: Führen Sie dieses Asana nicht aus, wenn Sie unter Schwindel, Kopfschmerzen, Migräne, einem erhöhten Blutdruck oder einem Schleudertrauma leiden, Entzündungen im Kopf, eine Erkrankung der Augen oder ein Halswirbelsäulen-Syndrom haben.

Yoga für den Ayurveda-Typ Kapha

Das Kapha-Dosha zeichnet sich durch das Prinzip der Stabilität und Struktur aus, sodass sich das Yoga für den Kapha-Typen signifikant von den empfohlenen Übungen für Pitta und Vata unterscheidet. Die Yogapraxis von Menschen, die ein dominantes Kapha-Naturell besitzen, sollte anregend, dynamisch, erleichternd und erwärmend zugleich sein, wobei immer wieder das Loslassen von negativen und belastenden Gedanken und Gefühlen im Mittelpunkt steht. Aus diesem Grund eignen sich insbesondere stehende Positionen, die mit Dehnungen oder Bewegungen sowie fließenden Übergängen (*Vinyasa*) kombiniert werden und den Kapha-Typen richtig ins Schwitzen bringen, für das Kapha-Dosha hervorragend. Im Gegensatz dazu sollten lange sitzende Positionen eher vermieden werden, da sie Müdigkeit und Trägheit fördern und Kapha deshalb verstärken würden.

Fünf tolle Yogaübungen für das Kapha-Dosha:

Bhujangasana

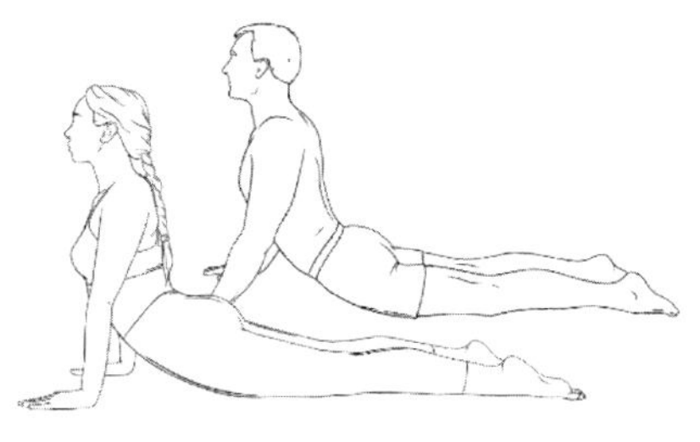

Das Bhujangasana, das häufig auch als Kobra bezeichnet wird, ist eine sehr anmutige Yogaübung, die tatsächlich an eine stolze Schlange erinnern lässt.

Auf körperlicher Ebene aktiviert das Bhujangasana unseren großen Rückenmuskel, den Hüftbeuger sowie unsere Bauchmuskeln, streckt und dehnt die Wirbelsäule, stärkt die Brustmuskulatur, reduziert das Kapha-Dosha, stimuliert die inneren Organe und harmonisiert sowohl die Verdauung als auch die Geschlechtsorgane.

Auf energetischer und geistiger Ebene energetisiert die Kobra den gesamten Körper, baut Stress ab, öffnet das Herz, unterstützt den freien Fluss der Lebensenergie, wirkt stimmungsaufhellend, stärkt unsere Konzentrationsfähigkeit, schenkt uns neues Selbstbewusstsein und befreit uns von Furcht und Sorgen.

Ausführung:

1. Legen Sie sich in Bauchlage flach auf Ihre Matte.

2. Positionieren Sie Ihre Hände auf Schulterhöhe, wobei Ihre Handflächen auf der Matte aufliegen und Ihre Ellenbogen nach oben und hinten zeigen.

3. Atmen Sie nun ein, lösen Sie anschließend Ihre Stirn von der Matte und atmen Sie wieder aus.

4. Im Zuge der nächsten Einatmung heben Sie Ihren Oberkörper an und arbeiten dabei mit der Kraft, die aus Ihrer unteren Rückenmuskulatur kommt.

5. Atmen Sie aus und lassen Sie dabei Ihr Becken zum Boden sinken, währenddessen Sie Ihr Schambein fest in die Matte pressen.

6. Ziehen Sie außerdem Ihre Schultern nach unten und hinten und lassen Sie dabei sowohl Gesäß als auch Beinmuskulatur locker.

7. Im Anschluss legen Sie Ihren Kopf in den Nacken und lassen Ihren Blick zur Decke wandern. Ihr Mund ist dabei leicht geöffnet und Ihre Atmung ist fließend.

8. Halten Sie das Asana für einige Atemzüge und gehen Sie zum Auflösen in umgekehrter Richtung vor.

Falls Sie das Asana intensivieren möchten, können Sie während des Einatmens Ihre Arme durchdrücken.

Achtung: Führen Sie dieses Asana nicht aus, wenn sie einen hohen Blutdruck, akutes Asthma, einen akuten Bandscheibenvorfall oder sonstige Beschwerden und Verletzungen im Rücken haben oder an einer Schilddrüsenüberfunktion leiden.

Ustrasana

Das Ustrasana, das geläufiger unter dem Namen Kamel bekannt ist, ist das ideale Asana für einen Energiekick.

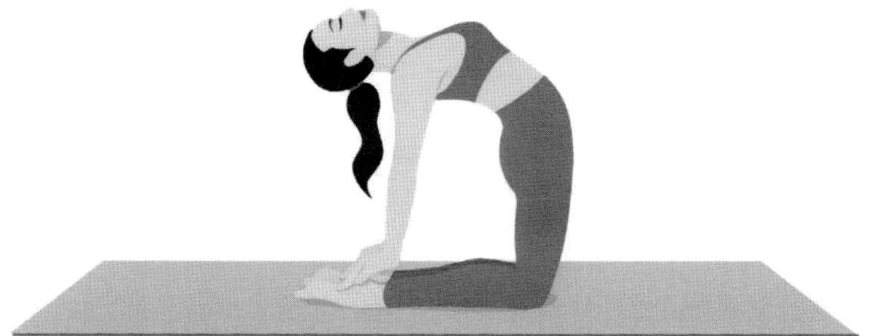

Auf körperlicher Ebene stimuliert das Ustrasana unser Nervensystem, unsere Schilddrüse und unsere Bauchorgane, öffnet die Leisten, dehnt den Psoas Major (großer Lendenmuskel), kräftigt und stärkt sowohl die Rückenmuskulatur als auch die Wirbelsäule sowie die Bauchmuskeln und kann somit Schmerzen lindern. Darüber hinaus hilft das Kamel bei Beschwerden des Atemsystems, streckt die Körpervorderseite, wirkt abfallenden Schultern sowie einem Rundrücken entgegen, lindert Menstruationsbeschwerden, reduziert das Kapha-Dosha, fördert die Durchblutung, verbessert die Haltung, wirkt Müdigkeit entgegen, energetisiert und löst sowohl Anspannung als auch Stress.

Auf energetischer und geistiger Ebene aktiviert das Kamel unser gesamtes Körpersystem, wirkt stimmungsaufhellend, schenkt uns Selbstvertrauen, öffnet unser Herz, spendet uns Mitgefühl und Liebe, fördert unsere Kreativität und macht unseren Geist nicht nur aufmerksam, sondern auch flexibel.

Ausführung:

1. Knien Sie sich mit geschlossenen Ober- und Unterschenkeln auf Ihre Matte.

2. Bringen Sie Ihre Füße aneinander und legen Sie Ihre Fußrücken auf der Matte ab. Alternativ können Sie Ihre Zehen gerne auch aufstellen.

3. Platzieren Sie Ihre Handflächen auf Ihrem Kreuzbein und schieben Sie Ihre Hüfte nach vorne, um Ihre Bauchmuskeln zu aktivieren und Ihren unteren Rücken gleichzeitig zu schützen.

4. Atmen Sie ein und strecken Sie Ihre Wirbelsäule in die Länge.

5. Atmen Sie aus, lehnen Sie Ihren Oberkörper dabei sanft nach hinten und öffnen Sie ihn zur selben Zeit nach oben.

6. Legen Sie Ihre linke Hand auf Ihrer linken Ferse und Ihre rechte Hand auf Ihrer rechten Ferse ab. Gerne können Sie Ihre Handflächen auch auf die Fußflächen legen.

7. Halten Sie Ihren Kopf in Verlängerung der Wirbelsäule oder lassen Sie diesen kontrolliert in Ihren Nacken sinken.

8. Halten Sie Ihre Kniekehlen in einem Winkel von 90 Grad und verweilen Sie einige Atemzüge in diesem Asana.

Falls Ihnen das Asana schwerfallen sollte und Sie Ihre Fersen nicht greifen können, können Sie Ihre Zehen gerne auf der Matte aufstellen, um Ihre Fersen anzuheben. Stellen Sie außerdem sicher, eine schonende Streckung der Wirbelsäule am Übergang vom Halswirbelbereich zum Brustwirbelbereich zu finden. Lassen Sie das Gewicht Ihres Kopfes von der tieferliegenden Muskulatur im Hals tragen. Ihr Rippenbogen bildet mit Ihrem Bauch eine harmonische Linie und sticht somit nicht sichtbar heraus.

Achtung: Führen Sie dieses Asana nicht aus, wenn Sie unter Schlaflosigkeit, Migräne, Verletzungen im unteren Rücken, einem niedrigen Blutdruck oder Bluthochdruck leiden. Legen Sie außerdem Ihren Kopf nicht in den Nacken, wenn Sie ein Halswirbelsäulen-Syndrom haben.

Dhanurasana

Das Dhanurasana, auch als Bogen bekannt, ist eine klassische Yogaübung, die zu den stark öffnenden und befreienden Asanas gehört.

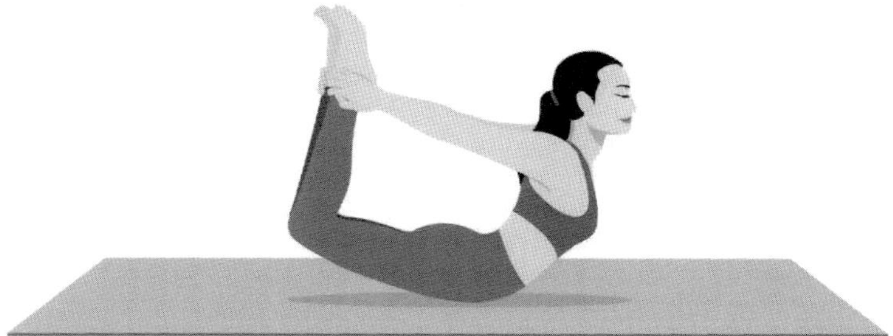

Auf körperlicher Ebene stärkt das Dhanurasana die Rückenmuskulatur, flexibilisiert die Haltung der Wirbelsäule, dehnt die gesamte Körpervorderseite, stärkt sowohl den Rückenstrecker als auch den Beinstrecker, aktiviert die Brustmuskulatur, streckt Hüfte und Beinbeuger, dehnt die Bauchmuskeln und reduziert das Kapha-Dosha.

Auf energetischer und geistiger Ebene stimuliert der Bogen unsere inneren Organe und wirkt dadurch entgiftend und harmonisiert auch unsere Verdauung. Außerdem energetisiert das Asana unsere Fortpflanzungsorgane, schenkt uns Selbstvertrauen, verleiht uns Vitalität und Kraft und erhebt unseren Geist.

Ausführung:

1. Legen Sie sich in Bauchlage auf Ihre Yogamatte.

2. Schieben Sie Ihr Schambein fest in die Matte und beugen Sie im Zuge der nächsten Ausatmung Ihre Knie, heben Sie Oberkörper und Kopf an, strecken Sie Ihre Arme nach hinten und umfassen Sie mit Ihren Händen die Fußgelenke, wobei Ihre Füße geflext sind.

3. Anschließend heben Sie Ihre Knie und drücken sowohl Füße als auch Schienbeine von Ihrem Kopf weg. Heben Sie zudem Ihren Oberkörper an. Ihre Hände repräsentieren hierbei eine Bogensehne, die Ihren Körper wie einen gekrümmten Bogen spannt.

4. Ziehen Sie Ihre Schulterblätter vom Hinterkopf weg und stellen Sie sicher, dass sich Ihre Knie erst dann berühren, wenn Ihre Beine vollständig nach oben gestreckt sind.

5. Nehmen Sie, trotz der starken Körperspannung, einige tiefe Atemzüge. Hierbei kann es vorkommen, dass Sie in eine leichte Schaukelbewegung kommen. Achten Sie dann unbedingt darauf, dass Ihr Becken und Ihr Schambein fest in die Matte gepresst sind.

6. Lassen Sie Ihre Fußgelenke mit der nächsten Ausatmung los, strecken Sie Ihre Beine, kommen Sie entspannt in die anfängliche Bauchlage und spüren Sie noch einen Moment lang nach.

Achtung: Führen Sie dieses Asana nicht aus, wenn Sie schwanger sind, einen erhöhten Blutdruck, Erkrankungen oder Verletzungen an der Wirbelsäule, Beschwerden im Schultergelenk, Augendruck, Arthritis, Arthrose oder einen Bandscheibenvorfall haben.

Virabhadrasana B

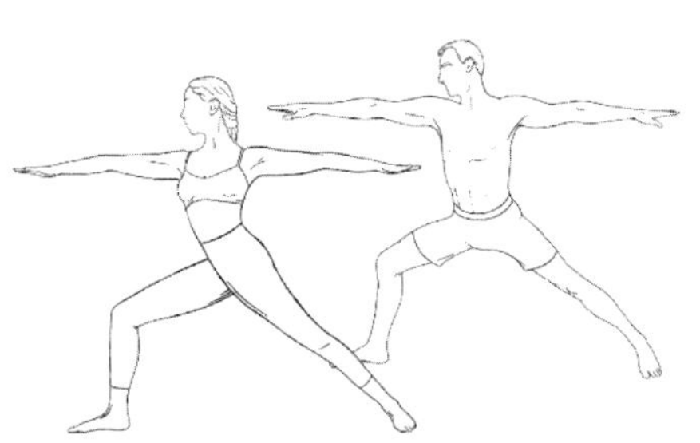

Das Virabhadrasana B, auch bekannt als Krieger II oder Heldenhaltung, ist ein kräftigendes und anstrengendes Asana, das Konzentration, Durchhaltevermögen, eine gute Körperspannung und viel innere Ruhe benötigt. Auf körperlicher Ebene kräftigt und stärkt Virabhadrasana B die Gesäßmuskulatur, den Oberschenkel, die Schultern und die Arme, dehnt die Leisten, öffnet sowohl die Lunge als auch den Brustraum, regt die Verdauung an, reduziert das Kapha-Dosha, gleicht aber auch die Vata-Energie aus und lindert Krämpfe in den Schenkeln und den Waden.

Auf energetischer und geistiger Ebene stärkt der Krieger II unsere geistige Kraft, spendet uns Mut, steigert unser Selbstbewusstsein und unsere Konzentrationsfähigkeit, stabilisiert unseren Geist und wirkt sowohl harmonisierend als auch erdend.

Ausführung:

1. Stellen Sie sich aufrecht mit geschlossenen Füßen auf. Ihre Knie sind leicht gebeugt, Ihr Bauch ist eingezogen und Ihre Wirbelsäule ist gestreckt.

2. Atmen Sie ein und setzen Sie Ihren rechten Fuß dabei nach hinten, bevor Sie ihn um 45 Grad nach außen drehen und ihn parallel zum kurzen Ende der Matte fest im Boden verankern.

3. Atmen Sie aus und beugen Sie dabei Ihr linkes Bein, wobei sich Ihr Kniegelenk über Ihrem Fußgelenk befindet.

4. Ihr Bauch- und Rumpfbereich ist aktiviert und Ihr Becken ein wenig nach innen gekippt, um in kein Hohlkreuz zu verfallen. Außerdem bleibt Ihre Hüfte parallel zur langen Seite der Matte.

5. Anschließend strecken Sie beide Arme zur Seite aus und lassen Ihren Blick über Ihren linken Arm nach vorne wandern, währenddessen Ihre Schultern entspannt zum Boden sinken.

6. Halten Sie das Asana für einige Atemzüge und bauen Sie es dann auf der anderen Seite auf.

Achtung: Führen Sie dieses Asana nicht aus, wenn Sie akuten Durchfall haben. Sprechen Sie bei Bluthochdruck außerdem mit einem Arzt.

Sirsasana

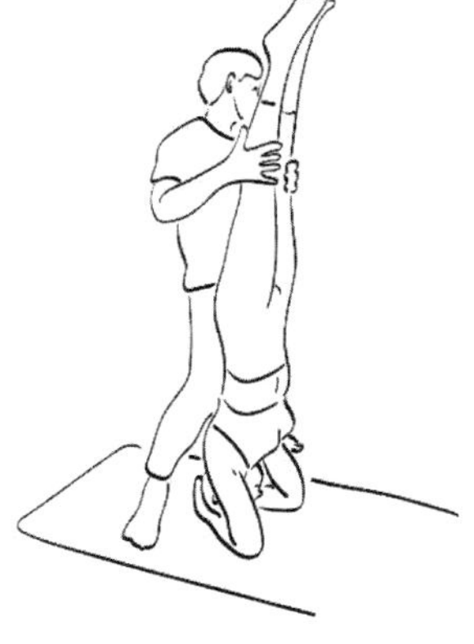

Das Sirsasana, das wir geläufiger unter dem Namen Kopfstand kennen, gehört zu den anspruchsvollsten Asanas und ist deshalb ideal für den Kapha-Typen geeignet.

Auf körperlicher Ebene verbessert das Sirsasana die Durchblutung, verringert den Haarausfall, verleiht unserer Gesichtshaut eine zarte und rosige Farbe, entlastet die Klappen unserer Beinvenen, hilft bei Krampfadern, befreit unseren Darm von Verstopfungen, reduziert das Kapha-Dosha, stärkt die Bauch- und Schultermuskeln, fördert eine ideale

Ausrichtung der Wirbelsäule, entlastet die Lendenwirbelsäule und fördert zeitgleich sowohl Koordination als auch den Gleichgewichtssinn. Auf energetischer und geistiger Ebene befreit uns der Kopfstand von negativen Eigenschaften, verbessert die Lebensenergie, fördert Konzentration, Mut, Selbstvertrauen, Kreativität und stärkt unsere Willenskraft sowie unser Gedächtnis.

Ausführung:

1. Setzen Sie sich mit geschlossenen Füßen und Knien in den Fersensitz, legen Sie Ihre Stirn auf der Matte vor Ihren Knien ab und platzieren Sie Ihre Arme neben Ihrem Körper, sodass die Handflächen zur Decke zeigen. Visualisieren Sie nun, wie Sie gleich einen Kopfstand machen werden.
2. Richten Sie sich mit der nächsten Einatmung auf und stützen Sie sich dabei auf Ihre Ellenbogen, die direkt unter Ihren Schultern stehen.
3. Falten Sie nun Ihre Hände, legen Sie Ihren Hinterkopf in Ihre Handflächen und lassen Sie Ihren Scheitel die Yogamatte berühren.
4. Anschließend strecken Sie Ihre Beine und laufen ganz langsam und kontrolliert mit Ihren Füßen in die Richtung Ihres Kopfes, sodass Sie Ihren Oberkörper automatisch aufrichten.
5. Sobald nur noch Ihre Zehenspitzen die Matte berühren, winkeln Sie Ihre Beine nacheinander an und kippen dann Ihre Hüfte über Ihre Schultern. Haben Sie eine gute Balance gefunden, ziehen Sie Ihre Schultern nun von Ihren Ohren weg und strecken Ihre Beine langsam und kontrolliert nach oben, bis Sie sich in einem vollständigen Kopfstand befinden.
6. Stellen Sie sicher, dass Ihr Atem die ganze Zeit entspannt fließt.
7. Halten Sie das Asana für einige Atemzüge und kommen Sie dann aus der Haltung heraus, indem Sie alle Schritte rückwärts ausführen.
8. Verharren Sie abschließend noch für einen Moment in der Position des Kindes (Ausgangsposition).

Stellen Sie sicher, dass Ihr Kopf keinerlei Gewicht tragen muss. Vielmehr wird Ihr Körpergewicht von dem Dreieck getragen, das sich aus der Kraft

Ihrer Schultern und Unterarme ergibt. Der ideale Abstand zwischen Ihren Ellenbogen beträgt dabei eine Unterarmlänge.

Achtung: Führen Sie dieses Asana immer in Absprache mit einem Arzt oder Heilpraktiker aus, wenn Sie unter Bluthochdruck, Herzbeschwerden, Netzhautablösungen, anderen Augenkrankheiten oder Nackenproblemen leiden sollten oder schwanger sind.

PRANAYAMA

Sonnengruß, Krieger und Co. – jeder von uns hat wohl schon einmal etwas von den gängigsten Asanas gehört, doch die altindische Lehre ist wesentlich komplexer und umfasst neben dem Praktizieren von körperlichen Übungen unter anderem auch das sogenannte **Pranayama**.

Der Begriff **Pranayama** setzt sich dabei aus den beiden Worten ***Prana*** (Lebensenergie/Atmung) und ***Ayama*** (kontrollieren, beherrschen) zusammen und bedeutet wörtlich übersetzt, die **Lebensenergie zu kontrollieren**. Damit bezeichnet der Terminus Pranayama also die bewusste und achtsame Wahrnehmung, Vertiefung, Regulierung sowie Steuerung der Atmung. Entsprechend der yogischen Lehre ist der Atem eng mit dem Fluss der Lebensenergie verknüpft, weshalb der Atemfluss mit Pranayama bewusst gesteuert wird, um dadurch die Lebensenergie zu aktivieren, zu regulieren und zu lenken. Darüber hinaus ist der Atem eng mit all unseren Körperfunktionen sowie sämtlichen Aspekten unserer Erfahrungen verbunden, beeinflusst unsere Zellaktivitäten und steht in enger Verknüpfung mit unseren Gehirnfunktionen. Mithilfe der verschiedenen Pranayama-Techniken lassen sich zudem Krankheiten oder metabolische Störungen, die sich in Folge von Blockaden im Prana manifestiert haben, rückgängig machen und die Lebensenergie lässt sich somit wieder ausbalancieren. Wenn unser Prana frei fließt und sich in Balance befindet, sind wir gesund, fühlen uns gut und sind im Flow. Im Gegensatz dazu kommt ein blockiertes Prana jedoch durch körperliche Funktionsstörungen, mentale Probleme und Krankheiten zum Ausdruck. Die meisten Menschen atmen unbewusst und bemerken deshalb meistens gar nicht, dass sie nicht nur flach, sondern auch unregelmäßig atmen. Gemäß den alten yogischen Lehren führt diese Atmung jedoch zu physischen, emotionalen und mentalen Blockaden, die sich folglich negativ auf unseren Lebensstil, unsere körperliche Gesundheit sowie unsere innere Haltung auswirken. Pranayama zielt nun darauf ab, uns bei einem **tiefen und gleichmäßigen Atem** zu unterstützen. Im Zuge dessen beruhigen die yogischen Atemtechniken unter anderem den Geist, steigern und revitalisieren die Lebensenergie, befreien uns von Stress, entgiften unseren Körper und Geist, verlängern die Dauer unseres Lebens, stärken Herz-, Nerven- und Immunsystem, senken den Blutdruck und steigern unser generelles Wohlbefinden. Bevor Sie in den nächsten Unterkapiteln verschiedene effektive Pranayama-Techniken kennenlernen, finden Sie in der nachfolgenden Checkliste zunächst einige grundlegende Hinweise für die Ausübung der Atemtechniken:

Hinweise zur Ausübung

- **Atmung:** Achten Sie darauf, durch Ihren Mund zu atmen und den Atem reguliert fließen zu lassen. Wenn Sie bemerken sollten, dass Ihr Atem zu stocken beginnt oder unregelmäßig wird, beenden Sie die Übung.
- **Intuition:** Wenn Sie das Gefühl haben, dass Ihnen eine Atemtechnik nicht guttut, beenden Sie die Übung. Sie kennen Ihren eigenen Körper am besten.
- **Zeitpunkt:** Pranayamas eignen sich am besten in den Morgenstunden oder nach Sonnenuntergang bzw. im Anschluss an die Asana-Praxis.
- **Haltung:** Nehmen Sie beim Ausführen der Techniken eine aufrechte Meditationshaltung ein, in der Sie sich wohlfühlen und die Sie bequem halten können. Gerne können Sie auch ein Meditationskissen verwenden oder sich auf einen Stuhl (ohne anzulehnen) setzen.
- **Verdauung:** Grundsätzlich sollten Sie Pranayamas nur mit leerem Magen praktizieren bzw. nach einer Mahlzeit mindestens vier Stunden warten, bevor Sie die Atemtechniken durchführen.
- **Bedacht und Maß:** Kennen und vor allem akzeptieren Sie Ihre Grenzen. Die Pranayama-Techniken sollten zu keiner Zeit zu Anstrengung oder Beschwerden führen. Ihr Atem sollte zu jeder Zeit leicht fließen.

• **Kontraindikationen:** Praktizieren Sie keine Pranayamas, wenn Sie erkältet sind. Sprechen Sie außerdem mit einem Arzt oder einem erfahrenen Lehrer, wenn Sie die Atemübungen während der Schwangerschaft oder für therapeutische Zwecke ausführen möchten.

Die Wechselatmung

Bei der Wechselatmung, die auch als **Nadi Shodhana** (wortwörtlich: „Reinigung der Nadis") bekannt ist, atmen wir gleichmäßig durch unser linkes und rechtes Nasenloch ein und aus und balancieren dadurch unsere Hauptenergiekanäle, die mit unseren Nasenlöchern verbunden sind. Diese Hauptenergiekanäle sind **Pingala** und **Ida**, die ein Paar aus aktivierender und beruhigender Energie bilden.

Pingala entspricht dabei unserem sympathischen Nervensystem (Stress, Aktion) und **Ida** unserem parasympathischen Nervensystem (Entspannung, Regeneration, Verdauung). Die Wechselatmung ermöglicht es uns, diese beiden Energien auszugleichen und ins Gleichgewicht zu bringen, wodurch wir uns in einer Art goldenen Mitte wiederfinden können und in einen Zustand entspannten Wachseins geraten. Aus diesem Grund eignet sich die Wechselatmung auch für jede Tageszeit sowie als kleine Pause für zwischendurch. Sie wirkt ausgleichend und harmonisierend auf unser gesamtes System, fördert emotionale Ausgeglichenheit, Konzentrationsfähigkeit und innere Ruhe, schenkt uns einen klaren Geist, öffnet unsere Atemwege, regt den Energiefluss in unserem Körper an und kann sogar Allergien und Erkältungskrankheiten vorbeugen.

Durchführung:

1. Setzen Sie sich zunächst bequem hin und schließen Sie Ihre Augen.

2. Verschließen Sie nun Ihr rechtes Nasenloch mit dem Daumen Ihrer rechten Hand. Atmen Sie durch Ihr linkes Nasenloch für vier Sekunden lang ein und füllen Sie Ihre Lungen mit Luft.

3. Schließen Sie dann beide Nasenlöcher mit Ihrem rechten Daumen und rechten Ringfinger und halten Sie Ihren Atem für vier Sekunden lang an.

4. Anschließend öffnen Sie Ihr rechtes Nasenloch und atmen dadurch für acht Sekunden lang aus, bis Ihre Lunge fast vollständig geleert ist. Halten

Sie nun Ihr linkes Nasenloch geschlossen und atmen Sie dann vier Sekunden lang durch Ihr rechtes Nasenloch ein.

5. Schließen Sie nun wieder beide Nasenlöcher und halten Sie Ihren Atem vier Sekunden lang an. Im Anschluss öffnen Sie Ihr linkes Nasenloch wieder und atmen dadurch acht Sekunden lang aus.

Die Nasenatmung

Bei der Nasenatmung, die auch als Ujjayi bekannt ist, erzeugen wir ein Geräusch, das an leichtes Meeresrauschen erinnert und deshalb auf Körper und Geist beruhigend wirkt. Durch die Nasenatmung wird unser Gehirn außerdem mit mehr Sauerstoff versorgt, wodurch wir mehr Konzentration und Energie gewinnen können.

Die Nasenatmung wird oftmals in Kombination mit der Ausübung von Asanas angewendet, kann jedoch auch wunderbar als alleiniges Pranayama durchgeführt werden. Beim Praktizieren der Nasenatmung steht dabei häufig der meditative Charakter der Atemtechnik im Vordergrund. Denn bei der Nasenatmung wird, aufgrund der durch die Nase strömenden Luft, ein Geräusch erzeugt, dessen Klang bei der Atmung als Fokus für die Meditation dient.

Während der Nasenatmung ziehen wir unsere Stimmritze zusammen, wodurch wir über unseren Atem Kontrolle erlangen und die Lebenskraft über die Atmung in unserem Körper verteilen können. Damit kontrolliert, stärkt, beruhigt und harmonisiert die Nasenatmung also unsere Lebensenergie, befreit unseren Kopf und beruhigt unseren Geist.

Durchführung:

1. Atmen Sie langsam und mit wenig Druck durch Ihre Nase ein.

2. Stellen Sie sich nun vor, Sie würden beim Ausatmen einen Spiegel mit geschlossenem Mund anhauchen, um so ein feines Rauschen in Ihrer Kehle hervorzurufen.

3. Wenn Sie sich bereit fühlen, beziehen Sie das rauschende Geräusch nun auch beim Einatmen ein. Lassen Sie Ihren Atem dafür länger werden und wie eine Welle am Strand auslaufen.

Die Bienenatmung

Die Bienenatmung, die auch Brahmari Pranayama genannt wird und ihren Namen von einer indischen Bienenart hat, ist eine wundervolle Atemtechnik, bei der wir durch die Imitation einer summenden Biene einen aufgeweckten Geist beruhigen und ausgleichen und nach einem stressigen Tag zur Ruhe kommen können. Außerdem hilft die Bienenatmung dabei, Ängste, Blockaden und Anspannungen zu lösen und Wut und Ärger zu mindern. Gleichzeitig verbessert die Atemtechnik dabei unsere Konzentrations- und Gedächtnisleistung, hilft bei der Regulation des Blutdrucks und stärkt unser Selbstvertrauen. Zudem kann das regelmäßige Praktizieren der Bienenatmung die Stimme verbessern, uns resistenter gegenüber Heiserkeit und Husten machen und Kopfschmerzen sowie Migräne lindern.

Durchführung:

1. Setzen Sie sich zunächst bequem hin, schließen Sie Ihre Augen und lassen Sie Ihre Mundwinkel ganz leicht nach oben streben. Achten Sie hierbei jedoch darauf, Ihren Mund während der gesamten Übung geschlossen zu halten.

2. Legen Sie Ihre Zeigefinger leicht auf beide Ohrknorpel und verschließen Sie somit beide Ohren.

3. Atmen Sie tief durch Ihre Nase ein und produzieren Sie bei der Ausatmung ein summendes Geräusch.

Nehmen Sie mit dieser Technik insgesamt acht Atemzüge.

Wenn Sie möchten, können Sie das Bienensummen auch ohne das Zuhalten der Ohren praktizieren. Die Wirkung der Atemtechnik entfaltet sich jedoch besser, wenn Sie den summenden Klang in Ihrem Kopf vibrieren lassen.

Die Feueratmung

Die Feueratmung, die auch Kapalabhati Pranayama genannt wird, gehört zu den aktivierenden Atemtechniken im Yoga, da sie eine reinigende und anregende Wirkung auf Körper und Geist hat, den Kreislauf aktiviert, die Verdauung fördert, die Blutzirkulation anregt und den Geist wach hält. Außerdem stimuliert die Feueratmung den Stoffwechsel und hilft somit dabei, Abfallprodukte und Giftstoffe besser aus dem Körper auszuscheiden. Ihre belebende und zugleich aufmunternde Wirkung hilft zudem, gegen Erschöpfung und Müdigkeit anzukämpfen. Darüber hinaus ist die Feueratmung einfach durchzuführen, weshalb sie bereits für Anfänger geeignet ist und sich ideal in die tägliche Routine integrieren lässt.

Durchführung:

1. Grundsätzlich können Sie die Feueratmung in jeder Sitzposition durchführen, wobei der Yogasitz oder ein Schneidersitz empfohlen wird.
2. Setzen Sie sich also zunächst aufrecht hin, achten Sie auf eine gerade und aufrechte Wirbelsäule und einen stabilen Brustkorb, schließen Sie Ihre Augen und konzentrieren Sie sich voll und ganz auf Ihre Atmung.
3. Um die Wirkung der Feueratmung zu verstärken, positionieren Sie eine Hand auf Ihrem Bauch, um die Atmung besser zu fühlen.
4. Atmen Sie nun ganz tief und kontrolliert durch Ihre Nase ein, sodass sich Ihre Lunge vollständig mit Luft befüllt. Dabei wird sich Ihr Bauch etwas wölben.
5. Atmen Sie anschließend mit einem kräftigen Stoß durch Ihre Nase wieder aus und produzieren Sie beim Ausatmen ein zischendes Geräusch. Stellen Sie sich außerdem vor, wie die eingeatmete Luft aus Ihrem gesamten Bauch ausströmt.

Nehmen Sie insgesamt 20 bis 25 dieser Atemstöße und konzentrieren Sie sich während jeder Ausatmung auf die Spannung in Ihrem Bauch.

Blasebalg

Die Blasebalg-Atemtechnik, auch als **Bhastrika** bekannt, zielt ganz ähnlich wie die Feueratmung auf die Bauchatmung ab. Im Gegensatz zur Feueratmung wird beim Blasebalg aber nicht nur die Ausatmung aktiv durch das Einziehen der Bauchdecke gesteuert, sondern darüber hinaus auch die Einatmung. Durch den schnellen und gleichmäßigen Rhythmus und das Einziehen der Bauchdecke bei der Ein- und Ausatmung ist der Blasebalg eine fortgeschrittene Atemtechnik, die stark aktivierend sowie wärmend wirkt und jede Menge Energie versprüht.

Durchführung:

1. Setzen Sie sich zunächst aufrecht hin, achten Sie auf eine gerade und aufrechte Wirbelsäule sowie einen geraden und aufrechten Brustkorb, schließen Sie Ihre Augen und konzentrieren Sie sich voll und ganz auf Ihre Atmung.

2. Atmen Sie nun kräftig und schnell durch Ihre Nase ein, halten Sie dabei jedoch ein Nasenloch zu.

3. Ziehen Sie Ihre Bauchdecke nun im Wechsel ein und stoßen Sie die Luft anschließend wieder aus.

4. Wenn Sie 20 Atemzüge genommen haben, atmen Sie einmal ganz tief durch beide Nasenlöcher ein und wieder aus.

5. Halten Sie sich nun Ihr anderes Nasenloch zu und nehmen Sie erneut 20 Atemzüge.

SONNENGRUSS

Der **Sonnengruß**, der im Sanskrit auch **Surya Namaskar** genannt wird, ist eine fließende und perfekt aufeinander abgestimmte **Abfolge von verschiedenen Asanas**, die unseren gesamten Körper bewegen, aufwärmen und aktivieren. Dabei hat jedes einzelne Asana vielfältige Wirkungen, die sich in einem regelmäßig wiederholten Zusammenspiel verstärken.

Da der Sonnengruß den **Körper erwärmt** und **dehnt** und den **Kreislauf in Schwung bringt**, wird er oftmals bereits am Anfang der Yogastunde praktiziert und bereitet den Körper der Praktizierenden somit perfekt auf die nachfolgenden Asanas vor. Nichtsdestotrotz ist der Sonnengruß aber auch bereits für sich genommen eine wundervolle und wirksame Übung, die für sich allein ausgeübt werden kann.

Grundsätzlich wärmt der Sonnengruß den Körper jedoch nicht nur auf, sondern bereitet auch das gesamte Herz-Kreislauf-System auf die nachfolgenden Übungen vor, aktiviert sämtliche wichtige Muskelgruppen, erweitert unsere Atemräume und erhöht damit auch unser individuelles Atemvolumen. Durch eine abwechslungsreiche und ausgewogene Kombination aus Vorbeugen, Umkehrhaltungen und Rückbeugen harmonisiert der Sonnengruß zudem Körper und Geist, bringt die Energien in uns zum Fließen und bereitet uns dadurch auch auf energetischer Ebene auf die bevorstehende Yogapraxis vor. Führen wir die Bewegungen des Sonnengrußes darüber hinaus im Einklang mit unserer Atmung aus, verbinden wir Körper und Geist miteinander.

Tipps für den Sonnengruß

- Üben Sie idealerweise direkt morgens nach dem Aufstehen und nutzen Sie somit die positiven und wirkungsvollen Effekte des Sonnengrußes optimal für Sie aus.
- Üben Sie die Asana-Abfolge auf nüchternen Magen. Gerne können Sie vor Beginn der Yogapraxis aber ein Glas (am besten warmes) Wasser trinken. Verzichten Sie auf Kaffee und schwarzen sowie grünen Tee vor dem Üben.
- Probieren Sie verschiedene Varianten des Sonnengrußes aus und finden Sie Ihr ganz persönliches Tempo sowie Ihren individuellen Atemrhythmus.

Je nach Yogastil und Yogalehrendem kann der Sonnengruß in vielen unterschiedlichen Varianten praktiziert werden. Die nachfolgende Anleitung bringt Ihnen dabei den klassischen Sonnengruß, den Surya Namaskara, näher, der wörtlich übersetzt „Ehre sei dir, Sonne" bedeutet. Um den Surya Namaskara durchzuführen, eignen Sie sich am besten einen gleichmäßig rauschenden Atem (die Ujjayi-Atmung bzw. Nasenatmung) an und halten diesen während der gesamten Yogaeinheit aufrecht.

Anleitung

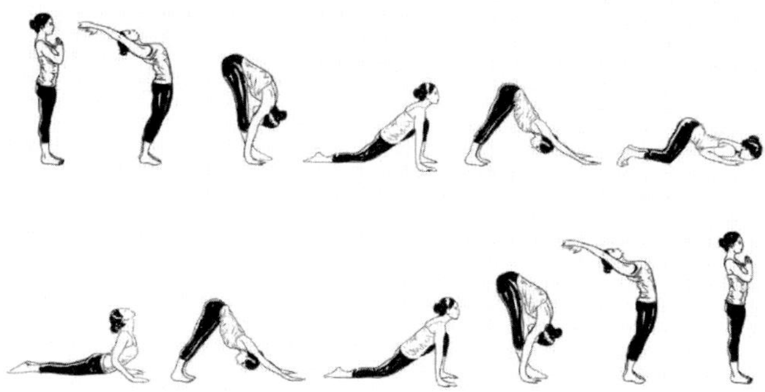

1. Stellen Sie sich aufrecht mit geschlossenen Füßen und gut geerdet auf, wobei Ihre Beine aktiv und Ihre Knie leicht gebeugt sind. Anschließend klappen Sie Ihre Hüfte leicht nach vorne und aktivieren währenddessen Ihren Bauch. Rollen Sie Ihre Schultern nach hinten und bringen Sie dann Ihre Hände vor dem Brustbein in Gebetshaltung zusammen.

2. Mit der nächsten Einatmung bringen Sie Ihre Handflächen über die Seiten nach oben zusammen und halten Ihre Arme parallel zueinander in Richtung Decke, wobei Ihre Schultern entspannt und weg von den Ohren sind.

3. Mit der nächsten Ausatmung beugen Sie sich nun mit gebeugten Knien langsam und kontrolliert nach vorne und führen dabei Ihre Hände über die Seiten nach unten und setzen Ihre Fingerkuppen entweder vor oder neben Ihren Füßen ab. Atmen Sie ein und strecken Sie Ihren Rücken, öffnen Sie gleichzeitig Ihren Brustbereich und lenken Sie Ihren Blick nach vorne, während Sie den Boden nur noch mit Ihren Fingerspitzen berühren.

4. Atmen Sie aus und steigen Sie mit Ihren Füßen nach hinten in den herabschauenden Hund. Ihre Beine sind dabei leicht gebeugt, Ihr Rücken ist lang und die Arme sind kraftvoll.

5. Atmen Sie ein und kommen Sie dann in einen Liegestütz. Halten Sie Ihren unteren Rücken dabei lang und Ihre Bauchwand aktiv. Ihre Schultergelenke sollten sich zudem genau über Ihren Handgelenken befinden. Spannen Sie Ihren gesamten Körper an und achten Sie dabei stets auf eine stabile Haltung.

6. Atmen Sie aus, beugen Sie Ihre Arme und legen Sie Ihren gesamten Körper gerade und kontrolliert auf der Matte ab. Achten Sie darauf, Ihre Oberarme beim Ablegen nach hinten zu drehen, um Ihre Körperrückseite zu unterstützen. Stellen Sie außerdem sicher, dass sich Ihre Ellenbogen nah am Körper befinden, Ihre Hände unterhalb der Schultern positioniert sind und Ihr Kopf über der Matte schwebt. Legen Sie Ihren Fußrücken zudem auf der Matte ab und erden Sie Ihr Becken. Mit der nächsten Einatmung heben Sie Ihren Oberkörper kontrolliert an, rollen Ihre Schultern sowohl nach hinten als auch nach unten und kommen in eine sanfte Kobrastellung.

7. Mit der nächsten Ausatmung heben Sie Ihr Becken nach oben und kommen langsam und gleichmäßig in den herabschauenden Hund. Drücken Sie Ihre Hände und Fußballen dafür fest in die Matte und schieben Sie Ihr Gesäß Richtung Decke, wobei Ihre Beine leicht gebeugt sind und Sie Ihren Rücken ganz lang machen.

8. Im Anschluss atmen Sie ein und laufen in kleinen Schritten mit Ihren Händen zu den Füßen, wobei Ihr Oberkörper leicht angehoben ist. Stützen Sie sich auf Ihren Fingerkuppen ab, um Raum in Ihren Schultern zu schaffen.

9. Atmen Sie aus und schieben Sie dabei Ihre Arme nach oben, die Sie über Ihrem Kopf zusammenbringen. Um nicht zu viel Druck auf Ihre Lendenwirbelsäule auszuüben, können Sie Ihre Hände dafür zunächst an Ihre Hüften bringen, die Beine leicht beugen und anschließend entlastet nach oben kommen.

10. Beenden Sie den Sonnengruß im Tadasana und bringen Sie Ihre Hände dafür mit einer Ausatmung vor Ihrem Herzen zusammen.

YOGA-MORGENROUTINE

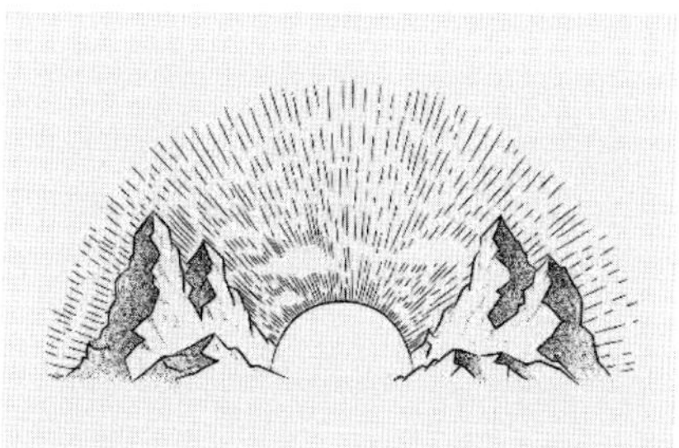

Bei der persönlichen Yoga-Morgenroutine gilt grundsätzlich, dass Sie sich nicht an die einzelnen Asanas anpassen, sondern die Yogapraxis vielmehr auf Ihre **individuellen Bedürfnisse** und Ihre **Konstitution** abstimmen sollten und so Ihre **ganz persönliche Routine** schaffen. Bevor Sie mit Ihrer Yoga-Routine beginnen, suchen Sie sich zunächst einen Ort, an dem Sie sich wohlfühlen, abschalten und entspannen können. Schalten Sie am besten Ihr Handy aus und eliminieren Sie andere potenzielle Störquellen. Planen Sie genügend Zeit ein, damit kein Zeitdruck aufkommen kann. Ziehen Sie sich lockere und bequeme Kleidung an und nehmen Sie sich im Idealfall eine rutschfeste Yogamatte als Unterlage zur Hand. Achten Sie außerdem darauf, dass Sie etwa zwei Stunden vor dem Praktizieren nichts Schweres bzw. keine große Mahlzeit mehr gegessen haben. Um Ihre tägliche Yogapraxis als **feste Gewohnheit in Ihrem Alltag** zu etablieren, muss diese nicht nur klar definiert, sondern **auch leicht umsetzbar** sein. Setzen Sie sich selbst präzise und realistische Ziele, die am besten schriftlich formuliert und sichtbar aufgehängt werden.

Tipp: Ein Platz, an dem Sie sich oft aufhalten oder täglich vorbeigehen (z. B. ein Spiegel im Eingangsbereich oder im Bad) eignet sich perfekt als Aufhängungsort für eine solche Erinnerungsnotiz.

Nehmen Sie sich zu Beginn nicht zu viel vor und üben Sie lieber erst einmal z. B. eine Viertelstunde, anstatt direkt mit 45 Minuten durchzustarten. Kurze Yogaeinheiten sind für jeden leicht umsetzbar und können schon Großes bewirken. Auch laufen Sie weniger Gefahr, die Übungspraxis einfach auszulassen. Vor allem im stressigen Alltag kann dies leider schnell passieren. Suchen Sie für Ihre Yogaeinheiten immer den gleichen Übungsplatz auf, legen Sie sich am besten immer schon Ihre Kleidung bereit und praktizieren Sie zur selben Uhrzeit. Grundsätzlich kann

Yoga natürlich zu jeder Tageszeit geübt werden, doch gerade am Morgen ist die Übungspraxis eine wundervolle Methode, um in den neuen Tag zu starten und sich auf all die Anforderungen und Herausforderungen, die dieser mit sich bringt, einzustimmen. Damit die Yogaeinheit gerade zu Beginn nicht in Vergessenheit gerät, hilft es einigen Menschen außerdem, sich die Yogaeinheit fest als Termin in den Kalender einzutragen und sich somit eine Erinnerung zu erstellen.

Das Aufwärmen

Wenn nun alle Rahmenbedingungen festgelegt wurden, sind Sie bestens auf die Yogaeinheit vorbereitet, die Sie gerne nach Ihren individuellen Wünschen und Bedürfnissen gestalten können. In der Regel bietet es sich aber an, mit einem kleinen Warm-up in die Übungspraxis zu starten, um sowohl den Kreislauf anzuregen und den Körper auf die bevorstehenden Asanas vorzubereiten als auch die großen Muskelgruppen zu dehnen, zu aktivieren und besser zu durchbluten. Zum Aufwärmen können Sie sich dafür entweder selbst ein kleines Warm-up zusammenstellen und sich so zum Beispiel einige Male rekeln, strecken, dehnen und Ihre Arme schwingen. Sie können jedoch auch einfach den Sonnengruß als perfektes Aufwärmasana in Ihre Routine aufnehmen (Kapitel „Sonnengrüße).

Der Hauptteil

Der an das Aufwärmen anknüpfende Hauptteil setzt sich dann aus den einzelnen Asanas zusammen (Kapitel „Asanas"), die idealerweise auf Ihren Konstitutionstypen abgestimmt sein sollten. Wie das genau aussieht, verrät Ihnen die folgende Übersicht:

Vata	Pitta	Kapha
– Balasana – Supta Baddha Konasana – Jathara Parivartanasana – Uttanasana – Vrksasana	– Ado Mukha Svanasana – Parivrtta Trikonasana – Utthita Parsvakonasana – Ardha Matsyendrasana – Setu Bandha Sarvangasana	– Bhujangasana – Ustrasana – Dhanurasana – Virabhadrasana B – Sirsasana

Die Vorbereitung auf die Schlussentspannung

Die Vorbereitung auf die Schlussentspannung markiert den Übergang von der aktiven Phase der Yogaeinheit, also der Ausführung der einzelnen Asanas, hin zur passiven Phase, der abschließenden Entspannung. Als Vorbereitung auf die Schlussentspannung eignen sich zum Beispiel verschiedene Pranayamas (Kapitel „Pranayama") und andere Atemübungen (Kapitel „Der Atem") oder Achtsamkeitsübungen (Kapitel „Den Geist zentrieren") hervorragend.

1. Das Vata-Naturell sollte dabei nährende, langsame und erdende Pranayamas, wie die Bienenatmung, bevorzugen.

2. Das hitzige Pitta-Dosha braucht kühlende und beruhigende Atemtechniken, wofür sich die Wechselatmung wunderbar eignet.

3. Im Gegensatz dazu sollten Kapha-Typen anregende Atemtechniken, wie die Feueratmung, nutzen, um zu viel Stagnation ausgleichen zu können.

Die Schlussentspannung

Für den Abschluss der Yogapraxis sind Ihrer Fantasie keinerlei Grenzen gesetzt und Sie können die Schlussentspannung ganz vielseitig und nach Ihrem eigenen Belieben gestalten.
Besonders geeignet für die Schlussentspannung sind dabei Meditationstechniken (Kapitel „Meditation"), die Ihnen helfen, sich ganz auf sich selbst zu konzentrieren und sich auf Ihre eigene Körpermitte zu besinnen.

Es mag nicht immer einfach sein, neue Gewohnheiten und Routinen in sein Leben zu integrieren und sich an die Versprechen zu halten, die man sich selbst gegeben hat. Die meisten Menschen scheitern dabei schon deshalb, weil sie gar nicht erst anfangen und nicht versuchen, etwas zu verändern. Der erste Schritt mag zwar oftmals der schwerste sein, trotzdem müssen wir ihn gehen, um unserem Ziel immer näher zu kommen und ein Leben zu führen, in dem wir gesund und glücklich sind. Wichtig ist, dabei stets den Überblick zu behalten. Leicht können unternommene Pläne und selbst gesetzte Ziele im stressigen und schnelllebigen Alltag untergehen. Damit Ihnen das nicht passiert, können Sie sich an der hier aufgeführten Checkliste orientieren:

Die Yoga-Routine

- Suchen Sie sich einen Ort, an dem Sie sich wohlfühlen, abschalten und entspannen können.
- Praktizieren Sie idealerweise immer zur selben Uhrzeit.
- Schalten Sie Ihr Handy aus und eliminieren Sie potenzielle Störquellen.
- Planen Sie ausreichend Zeit ein.
- Ziehen Sie bequeme und lockere Kleidung an.
- Nutzen Sie eine rutschfeste Yogamatte als Unterlage.
- Essen Sie mindestens zwei Stunden vor dem Praktizieren nichts Schweres bzw. keine große Mahlzeit mehr.
- Definieren Sie Ihre Ziele klar. Außerdem müssen Ihre Ziele leicht umsetzbar sein.
- Nehmen Sie sich zu Beginn nicht zu viel vor und steigern Sie sich sukzessiv.
- Vergessen Sie das Aufwärmen nicht.
- Passen Sie die Yogapraxis an Ihre individuellen Bedürfnisse und Ihren Konstitutionstypen an.
- Nutzen Sie Pranayamas als Vorbereitung auf die Schlussentspannung, die sich zum Beispiel aus Meditationen zusammensetzen kann.

Ein Leben im Einklang

DIE JAHRESZEITEN IM AYURVEDA

Wir Menschen sind ein essenzieller Bestandteil der Natur, sodass die verschiedenen Jahreszeiten sowohl auf unser körperliches als auch auf unser psychisches Wohlbefinden Einfluss nehmen. Je nach individueller Konstitution reagieren wir deshalb unterschiedlich stark auf die verschiedenen, auf uns einwirkenden Witterungseinflüsse. Ist unser Körper dann nicht in der Lage, sich an diese äußeren Einflüsse anzupassen, sammeln sich unsere Doshas an, treten im Übermaß auf und rufen auf lange Sicht Krankheiten hervor.

Grundsätzlich werden im Ayurveda **sechs Jahreszeiten**,

- **Sisira** (später Winter): 22.12. bis 21.02.,
- **Vasanta** (Frühling): 22.02. bis 21.04.,
- **Grsima** (früher Sommer): 22.04. bis 21.06.,
- **Varsha** (später Sommer): 22.06. bis 21.08.,
- **Sharada** (Herbst): 22.08. bis 21.10.,
- **Hermanta** (früher Winter): 22.10. bis 21.12.,

unterschieden, die sich nach dem Verlauf der Sonne richten. Entsprechend ihren Qualitäten werden den Jahreszeiten dabei die drei Doshas zugeordnet und die sechs Jahreszeiten in **drei Hauptzyklen** gegliedert:

- die **Kapha-Zeit**: Februar bis Juni (Frühling)
- die **Pitta-Zeit:** Juni bis Oktober (Sommer und Herbst)
- die **Vata-Zeit:** Oktober bis Februar (Herbst und Winter)

Das Klima und die mit den Jahreszeiten einhergehenden Temperaturen haben unterschiedliche Einflüsse auf die Doshas. Um die Bioenergien im Gleichgewicht zu halten, sollten wir sowohl unsere Lebensweise als auch unsere Ernährung an die vorherrschende Jahreszeit anpassen, um das jeweilige Dosha zu reduzieren und es nicht noch zusätzlich zu erhöhen. In der Regel regt kaltes, trockenes und windiges Wetter, das typischerweise im Winter auftritt, das Vata-Dosha und seine jeweiligen Eigenschaften an. Im Gegensatz dazu erhöht kaltes und feuchtes Wetter, das charakteristischerweise im Frühling auftritt, das Kapha-Dosha und leicht feuchtes sowie warmes Wetter, das typisch für den Sommer ist, erhöht die Pitta-Energie. Darüber hinaus werden Vata und Pitta gleichermaßen von trockenem und heißem Wetter, wie es in südlichen Ländern üblich ist, angeregt.

Vata kann im Winter durch schweres und gehaltvolles Essen sowie viel Wärme, zum Beispiel in Form von Ölmassagen oder geeigneter (also adäquat wärmender) Kleidung, reduziert werden. Außerdem benötigt der Körper im Winter mehr Energie, weshalb sowohl der Appetit als auch das Agni in dieser Jahreszeit stärker sind.

Sobald der Winter vorüber ist, reichern sich Schlacken und Giftstoffe im Körper an, weshalb sich im Frühling insbesondere Fasten- und Entschlackungskuren hervorragend anbieten. Zudem helfen scharfe, herbe und bittere Geschmacksrichtungen in Speisen, das im Frühling vorherrschende Kapha-Dosha zu mindern.

Durch das erhöhte Pitta im Sommer sinkt unser Agni an heißen Tagen, weshalb wir warme, leichtere und gut gewürzte Mahlzeiten benötigen, um unsere schwache Verdauungskraft wieder anzuregen. Kühlende Lebensmittel, wie Reis, frische Salate oder Tofu, sind dabei auf jeden Fall nicht verboten, jedoch sollten kalte Nahrungsmittel aus dem Kühlschrank eher vermieden werden, da sie das Agni zusätzlich schwächen. Darüber hinaus sind Aktivitäten, die den Körper erhitzen, in dieser Zeit nicht empfehlenswert.

Mischtypen sollten grundsätzlich immer der Jahreszeit besondere Aufmerksamkeit schenken, die Einfluss auf ihre dominanten Doshas hat. Außerdem wird allen Menschen, ganz gleich, welchen Konstitutionstypen sie haben, empfohlen, bei Übergängen von einer Jahreszeit in die andere sowie bei starken Temperaturschwankungen Vata-ausgleichende

Maßnahmen zu beachten. Neben allgemeinen Leitlinien und Tipps für die Ernährung und Lebensweise der Doshas (entsprechend den Jahreszeiten) gilt aber auch, dass immer die individuelle Dosha-Konstitution beachtet werden und die für die einzelnen Doshas geltenden Maßnahmen zur Minimierung erhöhender Einflüsse und zur Ausbalancierung von Ungleichgewichten angewendet werden sollten (Kapitel „Das Gleichgewicht der Doshas", „Dosha-gerechte Ernährung", „Die Doshas balancieren", „Vata-erhöhende Einflüsse minimieren").

Abschließend soll angemerkt werden, dass allgemeingültige Regeln und strikte Verbote nicht der ayurvedischen Philosophie entsprechen, da es im Ayurveda vielmehr darum geht, auf seinen eigenen Körper zu hören und seine individuellen Bedürfnisse kennenzulernen. Sie wissen am besten, was zu Ihnen passt.

DER TAG & SEINE ENERGIEN

In unserer modernen westlichen Welt entfernen wir uns immer mehr von einem gesunden Tag-Nacht-Rhythmus. Wir gehen nicht mehr dann schlafen, wenn die Dunkelheit einbricht, und stehen nicht mehr auf, sobald die Sonne aufgeht. Unser Leben ist von elektronischen Lichtern und grellen Displays geprägt, die uns am Abend oftmals nicht loslassen und uns von notwendiger Entspannung aktiv abhalten. Wir leben nicht mehr im Einklang mit der Natur und riskieren dadurch Tag für Tag ein Ungleichgewicht unserer Doshas. Ein Weg, um unsere Doshas zurück in ihr **natürliches Gleichgewicht** zu bringen, ist es, uns an unserem **natürlichen Rhythmus zu orientieren** und dabei die Tageszeiten zu berücksichtigen, an denen die Energie der einzelnen Doshas jeweils am stärksten wirkt.

Grundsätzlich werden jedem Dosha zwei Phasen zugesprochen, in denen es am aktivsten und sein jeweiliges Prinzip präsent ist:

- **Vata** wirkt von 2 bis 6 Uhr und von 14 bis 18 Uhr
- **Pitta** ist von 10 bis 14 Uhr sowie von 22 bis 2 Uhr am präsentesten
- **Kapha** ist von 6 bis 10 Uhr und von 18 bis 22 Uhr am aktivsten

Vata in der Nacht

Die Energie von Vata ist von **2 Uhr nachts bis 6 Uhr morgens** aktiv. Während dieser Vata-Zeit ist unser Schlaf nicht mehr so tief, sodass wir leichter aufwachen und vielleicht sogar bemerken, dass wir auf die Toilette müssen. Da Vata das Prinzip der Bewegung repräsentiert, kann zu viel Vata-Energie oftmals zum Ende der Nachtruhe führen. Unsere Gedanken beginnen, zu kreisen, unser Kopfkino wird immer bunter und unsere Träume werden umso lebendiger. Ein kleines Entspannungsmantra, bei dem Sie einige Worte zu sich selbst sprechen, wie zum Beispiel „Gelassenheit, Ruhe und Entspannung", kann Ihnen dann helfen, Ihre Gedanken besser zu steuern und wieder schnell in den Schlaf zu finden. Wiederholen Sie das Mantra gerne öfter hintereinander!

Tipps für die Vata-Zeit von 2 bis 6 Uhr

- Stehen Sie vor 6 Uhr auf und planen Sie etwas Zeit für sich selbst ein.
- Wenn Sie in der Nacht aufwachen, führen Sie ein kleines Entspannungsmantra durch.

Kapha am Morgen

Kapha repräsentiert Ruhe, Schwere, Gelassenheit und Wachstum, weshalb es sinnvoll ist, vor Beginn der Kapha-Zeit und damit zum Ende der Vata-Zeit aufzustehen. Die Zeiten und seine Energien sollten jedoch nicht allzu streng betrachtet und vielmehr als Orientierung angesehen werden. Grundsätzlich sollten wir uns von der Uhr der Natur leiten lassen und kurz vor oder mit dem Sonnenaufgang aufstehen.

Falls Ihnen das frühe Aufstehen schwerfällt, kann Ihnen zum Beispiel ein Tageslichtwecker dabei helfen, langsam aus dem Schlaf zu erwachen. Außerdem könnten Sie ein wenig Orangenöl in Ihren Händen verteilen, diese vor Ihr Gesicht halten und den Duft einatmen, sobald Sie aufgewacht sind. Orange ist ein anregender Duft, der nicht nur stimmungsaufhellend wirkt, sondern Ihnen auch das Wachwerden erleichtert.

Für Vata- und Pitta-Typen ist ein regelmäßiges Frühstück am Morgen wichtig. Kapha-Typen können jedoch auch einmal, wenn sie morgens keinen Hunger haben, darauf verzichten. Möchten sie aber

Frühstück essen, sollte dieses leicht verdaulich und warm sein, da ihr Agni am Morgen noch schwach ist und nicht überfordert werden sollte. Im Gegensatz zu Kapha-Typen ist es für Pitta-Naturelle normal, an einigen Tagen ein größeres Frühstück zu essen, da sie eine starke Verdauung haben. Welche Frühstücksideen sich für die jeweiligen Doshas am besten eignen, erfahren Sie im Kapitel „Dosha-gerechte Rezeptauswahl".

Da Kapha grundsätzlich für Durchhaltevermögen und Geduld steht, sollten sich alle Konstitutionstypen am Morgen Zeit für Aufgaben nehmen, von denen diese Eigenschaften abverlangt werden. Aus diesem Grund empfiehlt es sich, den Tag zu strukturieren, To-do-Listen zu schreiben und komplexe Aufgaben zuerst abzuarbeiten.

Tipps für die Kapha-Zeit von 6 bis 10 Uhr

- Probieren Sie einen Tageslichtwecker oder Orangenduft am Morgen aus.
- Frühstücken Sie leicht verdaulich und warm.
- Kapha-Typen können das Frühstück, wenn sie keinen Hunger haben, auch einmal ausfallen lassen.
- Etablieren Sie Routinen in Ihren Morgen.
- Erledigen Sie Aufgaben, welche einen Fokus und Geduld erfordern, bereits am Morgen

Pitta am Mittag

Da Pitta das Umwandlungsprinzip repräsentiert, steht es für den Stoffwechsel sowie für Hitze und Aktivität. Pitta schenkt uns eine unglaubliche Energie, weshalb wir Aufgaben, die wir während der Kapha-Zeit geplant haben, nun gut umsetzen können. Außerdem eignet sich die Pitta-Zeit am Mittag sehr gut für Meetings und Vorträge, da Pitta für eine gute Organisation steht und uns hilft, vor anderen Menschen zu sprechen. Wichtig hierbei ist jedoch, dass die Meetings und Vorträge nicht zu hitzigen Diskussionen führen, die das feurige Dosha zu sehr anheizen könnten.

Pitta ist eng mit unserem Verdauungsfeuer verknüpft, weshalb unser Agni zur Mittagszeit seinen Höhepunkt hat und Nahrung dann am besten verstoffwechseln kann. In der Regel orientiert sich die Mittagszeit dabei an der Sonne. Sobald diese am höchsten steht, ist auch unser Verdauungsfeuer am stärksten – je nach Sommer- oder Winterzeit zwischen 12 und 13 Uhr.

Tipps für die Pitta-Zeit von 10 bis 14 Uhr

- Erledigen Sie sowohl organisatorische Aufgaben als auch die Aufgaben, die viel Umsetzungskraft abverlangen.
- Essen Sie Ihre Hauptmahlzeit zur Pitta-Zeit.

Vata am Nachmittag

Während der Vata-Zeit am Nachmittag durchleben wir oftmals eine Art Tiefpunkt – vor allem dann, wenn wir in den vorangegangenen Phasen nicht im Einklang mit den anderen Doshas gelebt und gehandelt haben. Allerdings ist es weder für Vata noch für unseren Schlaf oder unsere Hormone nun sinnvoll, zu Süßigkeiten oder Kaffee zugreifen, um uns jetzt wach zu halten. Nachhaltiger und sinnvoller ist es stattdessen, unsere Ernährung sowie unseren gesamten Lebensstil anzupassen, um am Mittag gar nicht mehr in ein Tief zu fallen. Dafür eignen sich kreative Aufgaben und Meetings, in denen unsere Kreativität gefragt ist, während der Vata-Zeit am Nachmittag hervorragend. Wichtig hierbei ist eine gute Organisation, da wir sonst Gefahr laufen, wenig produktive Meetings abzuhalten. In erster Linie sind dabei insbesondere Vata-Typen anfällig dafür, über ihr Ziel hinauszuschießen.

Darüber hinaus eignet sich die Vata-Zeit außerdem wunderbar, um mehr Bewegung, Aktivität und Sport in den Alltag zu integrieren und damit zwischen Arbeit und Privatem etwas Raum zu schaffen und sich ideal auf die bevorstehende Kapha-Phase vorzubereiten.

Tipps für die Vata-Zeit von 14 bis 18 Uhr

- Erledigen Sie kreative Aufgaben.
- Nutzen Sie die Vata-Zeit für Bewegung und Sport.
- Schaffen Sie zwischen Arbeit und Freizeit einen bewussten Raum.

Kapha am Abend

Um 18 Uhr beginnt die Kapha-Phase erneut und es ist an der Zeit, das Prinzip der Stabilität und die Ruhe von Kapha für uns zu nutzen. Am Abend sollten deshalb bewusste Entspannungsphasen eingeplant, das Handy beiseitegelegt und stattdessen ein Buch gelesen oder Zeit mit dem Partner zuhause verbracht werden. Falls Sie tagsüber keine Zeit für Sport in Ihrem Alltag finden konnten, eignet sich die Kapha-Phase hervorragend für leichtere Bewegungseinheiten, wie leichtes Joggen oder Yin-Yoga (ruhiger, passiver Yoga-Stil).

Am Abend wird unsere Verdauung etwas schwächer, weshalb sich nun, ähnlich wie am Morgen, leichte und bekömmliche Speisen, wie Suppen oder Ofengemüse, anbieten. Die Ruhe von Kapha kann Ihnen zudem dabei helfen, früh in den Schlaf zu finden. Oftmals sind wir um 19 oder 20 Uhr von einem auf den anderen Moment müde und würden am liebsten direkt ins Bett gehen. Zwingen Sie sich nicht, entgegen der Energie von Kapha bis Mitternacht wach zu bleiben, sondern gönnen Sie Ihrem Körper lieber die Ruhe, nach der er verlangt.

Tipps für die Kapha-Zeit von 18 bis 22 Uhr

- Schaffen Sie bewusst Raum für Entspannungspausen.
- Nutzen Sie die Kapha-Zeit für leichte und entspannende Bewegungseinheiten, wenn Sie tagsüber keine Zeit für Sport hatten.
- Essen Sie am Abend leicht und bekömmlich.
- Nutzen Sie die Ruhe von Kapha, um früh ins Bett zu gehen.

Pitta in der Nacht

Am späten Abend bzw. zu Beginn der Nacht ist die Pitta-Energie wieder am präsentesten. Aus diesem Grund empfehlen viele ayurvedisch Therapierende, vor 22 Uhr ins Bett zu gehen. Natürlich kommt es hierbei immer auch auf die individuelle Konstitution und Chronobiologie (also Ihre sogenannte „innere Uhr") an, da nicht jede Konstitution dieselbe Menge an Schlaf benötigt.

Vata-Typen brauchen zum Beispiel am meisten Schlaf und sollten in der Nacht mindestens acht oder neun Stunden schlafen, wohingegen Pitta-Typen mit weniger zurechtkommen. Obwohl Kapha-Naturelle dazu tendieren, gerne am längsten zu schlafen, benötigen sie in Wahrheit den wenigsten Schlaf. Ganz wichtig: Keine Konstitution sollte weniger als sechs Stunden in der Nacht schlafen, wobei jeder Typ in der dunkleren Jahreszeit problemlos eine Stunde mehr Schlaf einplanen kann.

Aus ayurvedischer Sicht gibt es einige Gründe dafür, abends nicht zu spät ins Bett zu gehen, denn Pitta ist sowohl am Mittag als auch in der Nacht für einen guten Stoffwechsel verantwortlich, wobei wir vorrangig während der nächtlichen Pitta-Zeit unsere Emotionen verarbeiten. Darüber hinaus geben wir unserem Körper in der Nacht Zeit, um zu entgiften und die Zellen zu regenerieren. Sind wir zu lange wach, kann es jedoch passieren, dass unser Körper die Energie, die er ursprünglich zum Entgiften und Regenerieren nutzen wollte, für geistige Aktivitäten heranzieht.

Tipps für die Pitta-Zeit von 22 bis 2 Uhr

- Es wird empfohlen, vor 22 Uhr ins Bett zu gehen.
- Geben Sie Ihrem Körper Zeit, um zu entgiften und zu regenerieren.
- Vertrauen Sie darauf, dass Sie Ihre Emotionen in der Nacht noch einmal verdauen.

Zähneputzen und Zungenreinigung

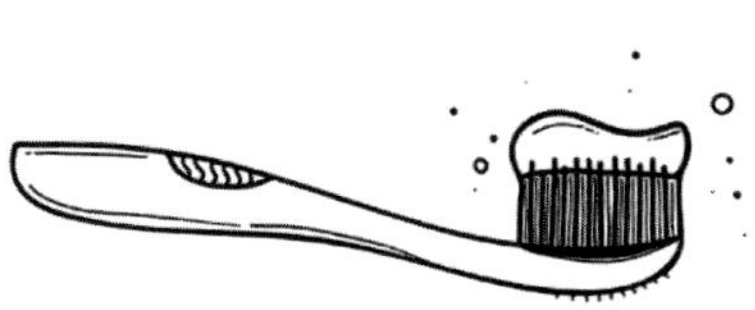

Einer der ersten Schritte der ayurvedischen Morgenroutine und gleichzeitig Voraussetzung für die Gesundheit unserer Zähne ist das **sorgfältige Zähneputzen**. Grundsätzlich empfiehlt das Ayurveda das Zähneputzen am Morgen und am Abend, jedoch nicht zwangsläufig nach einer Mahlzeit, um nicht den natürlichen Zahnschmelz und damit die guten Bakterien abzutragen. Allerdings empfiehlt das Ayurveda, den Mund nach dem Essen mit **klarem Wasser auszuspülen** und anschließend einige **Gewürze**, wie zum Beispiel **Kardamom, Fenchel oder Sesam**, zu verwenden, um den Mund und den Atem frisch zu halten. In der Regel ist das Ausspülen des Mundes mit Wasser insbesondere dann ratsam, wenn wir säurehaltige Speisen (z. B. Obst) oder säurehaltige Getränke (z. B. Fruchtsaft) zu uns genommen haben. Neben dem Zähneputzen hat auch das **morgendliche Reinigen der Zunge** mit einem Zungenschaber im Ayurveda eine Jahrtausende alte Tradition. Dabei bringt die Zungenreinigung mit einem Schaber einige Vorteile mit sich. So reduziert die Reinigung der Zunge einen schlechten Atem und faulige Gase, verringert Zungenbelag und beschert uns damit eine spürbar saubere Zunge. Darüber hinaus kann das Zungenschaben, ähnlich wie das Zähneputzen, das individuelle Kariesrisiko reduzieren und gleichzeitig die Gesundheit der Zähne stärken. Für die Reinigung der Zunge sollten Sie dabei auf einen Zungenreiniger zurückgreifen, der nach Möglichkeit aus **Edelstahl** oder aus **Silber** besteht **bzw. versilbert** ist. Ein silberner bzw. versilberter Zungenreiniger hat den Vorteil, dass er zusätzlich eine **bakterienhemmende** Wirkung hat. Im Gegensatz dazu eignet sich Kunststoff eher weniger, da von diesem bei regelmäßiger Nutzung Mikroplastik abgetragen werden könnte, das in der Folge weiter in den Körper eindringt und die Zungen- und allgemeine Mundflora stört. In jedem Fall sollten Sie Ihre Zunge nicht mit einer Zahnbürste abbürsten, da Sie sonst Ihre empfindlichen Geschmackspapillen schädigen könnten.

Durchführung:

1. Umfassen Sie den Zungenreiniger mit beiden Händen an den Enden und halten Sie ihn waagerecht.

2. Legen Sie nun den Bogen des Zungenschabers flach auf den Grund Ihrer Zunge und ziehen Sie den Schaber einige Male ganz sanft von hinten nach vorne über Ihre Zunge.

3. Anschließend spülen Sie Ihren Mund mit ein wenig Wasser aus und spülen den Zungenreiniger unter fließendem Wasser ab.

Gandusha – das Ölziehen

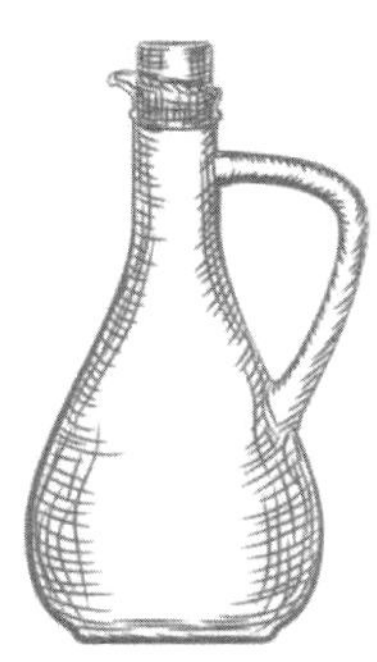

Gandusha bzw. das ayurvedische Ölziehen ist eine der gesundheitsförderndsten und besten Methoden für eine wohltuende und allumfassende Morgenroutine. Die Anwendung pflegt und stärkt Ihre Zähne sowie Ihr Zahnfleisch, reduziert Mundgeruch, beugt Trockenheit im Mund vor, verbessert Ihren Geschmackssinn und wirkt Entzündungen im Rachen- und Mundraum entgegen. Darüber hinaus hilft das Ölziehen bei Müdigkeit, Mattheit, Migräne, einem unreinen Hautbild, Gelenk- und Gliederschmerzen und bei rheumatischen Erkrankungen. Es entgiftet den Organismus und entfernt Schlacken und Giftstoffe, die als Stoffwechselprodukte im Körper entstehen und entfernt werden müssen. Da das Öl in der Mundschleimhaut fettlösliche Stoffe bindet, kann es zudem die Anzahl der Bakterienart verringern, die Karies auslöst.

Grundsätzlich wird für die Anwendung von Gandusha **reines Sesamöl** verwendet. Alternativ eignen sich aber auch **andere Pflanzenöle**, wie Olivenöl oder Kokosöl, hervorragend. Bei gereizten Schleimhäuten können Sie aber gerne auch **pures Ghee** verwenden.

Durchführung:

1. Bevor Sie mit dem Gandusha beginnen, schaben Sie nach dem Aufstehen am Morgen erst einmal Ihre Zunge (Zungenschaber) und trinken ein Glas mit heißem Wasser.

2. Anschließend nehmen Sie einen bis zwei Esslöffel Öl in Ihren Mund und halten diese für etwa drei bis fünf Minuten permanent in leichter Bewegung, wobei Sie das Öl auch in Ihre Zahnzwischenräume ziehen und dieses gurgeln.

3. Während des Gandushas wird sich das Öl-Speichel-Gemisch in Ihrem Mund verflüssigen. Achten Sie deshalb verstärkt darauf, **kein Öl zu verschlucken.**

4. Sobald drei bis fünf Minuten vergangen sind, spucken Sie das Öl in ein Papiertuch, spülen mehrmals Ihren Mund mit warmem Wasser aus und putzen nach etwa fünfzehn Minuten Ihre Zähne.

Zitronen-Honig-Wasser – der Frischekick am Morgen

Um das Verdauungsfeuer nicht zu löschen, wird im Ayurveda zu den Mahlzeiten **grundsätzlich nicht getrunken**. Ayurvedische Gelehrte empfehlen vor dem Frühstück jedoch ein Zitronen-Honig-Wasser für den idealen Frischekick am Morgen. Trinken Sie das Zitronen-Honig-Wasser am besten direkt nach der Zahn-, Zungen- und Mundhöhlenreinigung, um Ihre Energie optimal anzukurbeln.

Zutaten:

1 bis 2 TL Zitronensaft
1 TL Bio-Honig
1/2 l warmes Wasser (unter 40 °C)

Anleitung:

Geben Sie die drei Zutaten in ein Glas und vermengen Sie diese. Fertig! Genießen Sie nun in Ruhe Ihr selbstgemachtes Getränk.

Neben einem energetischen Frischekick am Morgen stärkt das Zitronen-Honig-Wasser Ihr Immunsystem, schützt vor Infekten, reguliert die Darmflora, verbessert Ihren Hormonhaushalt und lässt Sie von seiner antibakteriellen Wirkung profitieren.

Yoga am Morgen

Das Ayurveda und das Yoga ergänzen sich perfekt und unterstützen uns dabei, unser Leben tiefgehend zu transformieren. Dabei hilft uns das Yoga, das Wissen der ayurvedischen Lehren umzusetzen und aktiv in unser Leben zu integrieren. Die einzelnen yogischen Übungen (Asanas) und Atemlenkungen (Pranayamas) können dabei ideal auf den jeweiligen Dosha-Typen angepasst und als regelmäßige Yoga-Morgenroutine in unseren Alltag integriert werden. Yoga am Morgen belebt, zentriert und aktiviert Körper und Geist und ist der perfekte Start in den Tag. Welche Übungen sich dabei für welchen Konstitutionstypen am besten eignen und welche Dinge bei einer erfolgreichen Yogaroutine beachtet werden sollten, erfahren Sie im Kapitel „Das Yoga-Manual".

Endlich Frühstück – oder lieber nicht?

Das Frühstück gilt als eine der wichtigsten Mahlzeiten des Tages, da es unsere Lebensgeister weckt, Körper und Geist nährt und uns schon in den frühen Morgenstunden mit Energie versorgt. Das ayurvedische Frühstück ist dabei der ideale Start in den neuen Tag, da es leicht und ein regelmäßiger Bestandteil der Morgenroutine ist. Mit einem ausgewogenen ayurvedischen Frühstück können wir zum Ausgleich der drei Doshas beitragen, gleichzeitig das Verdauungsfeuer anregen und mit Achtsamkeit, Entspannung und gutem Essen in den Tag starten.

Das ayurvedische Frühstück setzt in erster Linie auf **leichte, warme und frisch zubereitete Speisen**, wobei diese – je nach **individueller Konstitution** –perfekt an unsere Bedürfnisse angepasst werden können. Grundsätzlich ist ein warmes Glas Wasser mit Zitrone, Honig oder Ingwer (Kapitel „Zitronen-Honig-Wasser – der Frischekick am Morgen“) für jeden Konstitutionstypen der perfekte Start in den Tag, da es unser Agni anregt und unseren Körper auf die Nahrungsaufnahme vorbereitet und somit ideal vor der ersten Mahlzeit geeignet ist. Zudem hilft der kleine Frischekick am Morgen, unserem Flüssigkeitsverlust der vergangenen Nacht entgegenzuwirken. Ziel des ayurvedischen Frühstücks ist es, dass wir lernen, auf uns und unser Hungergefühl zu achten, anstatt aus purer

Gewohnheit zu essen. Im Zuge dessen unterstützt das Ayurveda-Frühstück unseren Körper mit wichtigen Nährstoffen und essenzieller Energie und hilft uns, individuelle Beschwerden zu bekämpfen.

Tipps: Das ayurvedische Frühstück

- leichte, warme und frisch zubereitete Speisen
- natürliche und vorzugsweise saisonale Zutaten
- Hungergefühl beachten
- die richtigen Mengen essen, um nicht zu übersättigen
- die Kombination aus Milch oder Milchprodukten und sauren Früchten vermeiden
- nicht beim Essen trinken

Grundsätzlich dominiert zwischen sechs und zehn Uhr morgens das Kapha-Dosha, sodass wir uns zur Frühstückszeit in einer Phase befinden, in der **Schwere, Trägheit, Feuchtigkeit, Zähheit und Unbeweglichkeit** vorherrschen. Außerdem ist unser Agni zu diesem Zeitpunkt gerade erst erwacht und deshalb nur leicht entzündet, weshalb unser Frühstück in jedem Fall an diese Eigenschaften angepasst werden sollte. Gerne können Sie sich dabei an den hier aufgeführten Empfehlungen orientieren:

Das Vata-Frühstück

Das Frühstück für den **Vata-Ayurveda-Typen** sollte idealerweise süß, warm und befeuchtend sein. Als Grundlage für ein leicht verdauliches Frühstück gelten dabei die Getreidesorten Hafer, Reis oder Dinkel. Süße Früchte, wie zum Beispiel Bananen oder Äpfel, sollten für das Frühstück des Vata-Naturells entweder gekocht oder gedünstet werden. Natürliche Süßen, wie Ahornsirup oder Datteln, sind allgemein sehr wohltuend und ein Löffel mit natürlichem Nussmus ist die optimale Fettquelle. Im Gegensatz dazu sollte auf koffeinhaltige Getränke, wie Kaffee, grüner oder schwarzer Tee, eher verzichtet werden, da sie Vata verstärken. Bei einem erhöhten Vata-Dosha und einer sensiblen Verdauung wird zudem von Rohkost abgeraten und stattdessen zu einer trinkbaren Alternative zum Porridge, zum Beispiel ein warmer Frühstücks-Smoothie, geraten.

Das Pitta-Frühstück

Bei einem **Pitta-Frühstück** sollten Nüsse, Samen und/oder gedünstete Früchte auf keinen Fall fehlen. Außerdem werden frische Früchte, zum Beispiel Mango, Trauben oder Äpfel, für das Frühstück des Pitta-Ayurveda-Typen empfohlen. Daneben besänftigen Ghee und Kokosöl und kühlende Gewürze wie Nelke oder Kardamom das hitzige Gemüt von Pitta bereits am Morgen und ein frischer Pfefferminztee rundet das optimale Frühstück für Pitta ideal ab. Da Pitta-Typen empfindlich auf Säure reagieren, sollten sie Kaffee nur in sehr reduzierten Mengen konsumieren, am besten nicht auf nüchternen Magen trinken und lieber durch Tee ersetzen.

Das Kapha Frühstück

Für das **Kapha-Dosha** setzt sich das ideale ayurvedische Frühstück aus einer warmen, leichten und bekömmlichen Speise zusammen, wobei Kapha-Menschen das Frühstück am Morgen auch einmal auslassen können, wenn sie keinen Hunger verspüren. Aufgrund ihrer sehr langsamen Verdauung genügen Kapha-Typen auch einmal eingeweichte Früchte, Gewürzmilch oder ein warmer Tee.

Welche Rezepte und Frühstücksideen sich für die einzelnen Konstitutionstypen am besten eignen, erfahren Sie im Kapitel „Dosha-gerechte Rezeptauswahl“.

Ayurvedische Küche

EINKAUFSLISTE

Die in diesem Kapitel präsentierte Einkaufsliste soll als Orientierung und Inspiration für Ihren nächsten ayurvedischen Einkauf dienen. Natürlich können Sie die jeweiligen Kategorien mit Ihren persönlichen Lieblingsnahrungsmitteln erweitern. Lassen Sie Ihrer Kreativität beim Kochen freien Lauf und probieren Sie sich durch die kulinarische Welt des Ayurveda.

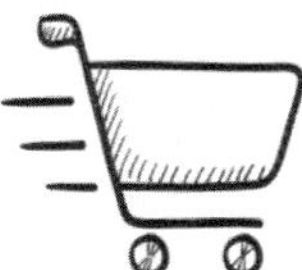

Tipp: Gerne können Sie den Einkauf an Ihre persönliche Konstitution anpassen (mehr dazu im Kapitel „Nahrung für Körper, Geist und Seele"). Allerdings sollten Sie sich dabei nicht zu stark unter Druck setzen oder übermäßig einschränken – schließlich kennen Sie Ihren Körper immer noch am besten! Der gelegentliche Verzehr von Nahrungsmitteln, die nicht klassisch mit Ihrer Konstitution in Verbindung stehen, ist vollkommen in Ordnung und bringt das bzw. die Doshas nicht sofort aus dem Gleichgewicht.

☐	**Kohlenhydrate, Getreide und Hülsenfrüchte** • Haferflocken, Dinkelflocken, Gerstenflocken, Reis, Hirse, Linsen, Kichererbsen, Mungobohnen, Riesenbohnen, Kidneybohnen, Dal, Hartweizen, Buchweizen, Gerste, Quinoa, Couscous, Bulgur, Gerstengraupen, Süßkartoffeln, Reisnudeln, Amaranth, Roggen
☐	**Obst und Gemüse** • Äpfel, Birne, Granatapfel, Papaya, Mango, Blaubeeren, Trauben, frische Kokosnuss, Zitrusfrüchte, Kirschen • Karotten, Brokkoli, Spargel, Zucchini, Rote Bete, Aubergine, Kürbis • Trockenfrüchte: Rosinen, Datteln, Kokosnuss, Feigen
☐	**naturbelassene Nüsse und Samen** • Walnüsse, Cashewnüsse, Mandeln, Pinienkerne, Sesam, Sonnenblumenkerne, Kürbiskerne, Mohnsamen, Pistazien, Leinsamen, Chiasamen, Paranüsse
☐	**Tierische Produkte** • Ghee, Sahne, Butter, Milch, Hafermilch, Mandelmilch, Kokosmilch, Quark, Joghurt, Hüttenkäse, Frischkäse, Buttermilch, Ziegenkäse
☐	**Öle** • Olivenöl, Avocadoöl, Sesamöl, Kürbiskernöl, Sonnenblumenöl, Rapsöl, Kokosöl (anstelle von Ghee für die vegane Ernährung)
☐	**Gewürze** • Asafoetida, Ingwer, Kardamom, Kreuzkümmel, Koriander, Kurkuma, Nelken, Safran, Senfsamen, Zimt, Pfeffer, Basilikum, Fenchel, Majoran, Muskatnuss, Pfefferminze, Vanille, Bockshornklee, gekochter Knoblauch, Petersilie, Chili
☐	**Süßungsmittel** • Honig, Agavendicksaft, Rohrohrzucker, Reissirup
☐	**Getränke** • stilles Wasser, Tee

GEWÜRZE

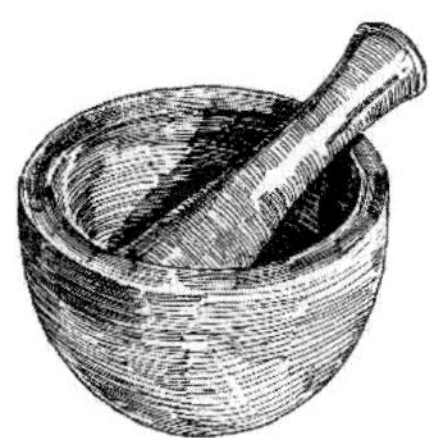

Gewürze werden im Ayurveda als **alltägliches Heilmittel** eingesetzt, um die Behandlung von Beschwerden über die Nahrung in den Alltag zu integrieren. Im Ayurveda wird jedem Gewürz eine **ganz bestimmte Wirkung** auf ein oder mehrere Doshas nachgesagt, die somit ein Ungleichgewicht zwischen den drei Bioenergien verhindern und Erkrankungen vorbeugen kann. Die in diesem Kapitel aufgeführten Gewürze zählen zu den **Klassikern der ayurvedischen Küche** und lassen sich wunderbar in den anknüpfenden Rezeptkapiteln integrieren. Darüber hinaus gibt es natürlich noch weitere Gewürze, die sich ideal für die ayurvedische Küche eignen. In der Regel finden Sie alle Gewürze in Reformhäusern, in gut sortierten Bioläden oder im Internet. Um eine hohe Pestizidbelastung zu vermeiden, empfiehlt es sich zudem, Gewürze zu kaufen, die aus einem kontrollierten biologischen Anbau stammen.

Grundsätzlich sollten Gewürze vor der Lagerung gründlich **gesäubert** und zur Sicherheit noch einmal überprüft werden. Streuen Sie das Gewürz dafür auf einen Teller und durchsuchen Sie dieses nach Steinchen und Halmen. Wenn Sie die Gewürze nicht in ihrer ursprünglichen Verpackung lagern möchten, empfehlen sich **Schraubgläser**, die dicht verschließbar und trocken sind. Außerdem lassen sich diese auch hervorragend wiederverwenden!

Asafoetida

Asafoetida wird in der ayurvedischen Küche grundsätzlich nur in kleinen Mengen verwendet, da es ein sehr aromatisches Harz mit intensivem Geschmack ist. Den Speisen verleiht das Gewürz einen scharfen, herben, typisch indischen und ayurvedischen Geschmack. In Kombination mit schwer verdaulichen Kohlgerichten und Hülsenfrüchten unterstützt es unsere Verdauung und hilft bei Blähungen. Asafoetida wird insbesondere dem Vata-Typen und seiner schwankenden Verdauungskraft empfohlen.

Ingwer

Ingwer verleiht unseren Gerichten eine angenehm süßliche Schärfe, die wir oftmals besser vertragen als die Schärfe einer Chilischote. Grundsätzlich unterstützt Ingwer den Stoffwechsel, regt das Verdauungsfeuer an und hilft sowohl bei Magenschmerzen als auch bei Erkältungen. Dabei kann vor allem trockener Ingwer seine erhitzenden und anregenden Wirkungen noch intensiver entfalten als frischer. Als Universalgewürz kommt Ingwer in der ayurvedischen Küche in vielfältiger Weise zum Einsatz und ist sowohl als Tee, in Linsen- oder Gemüsegerichten oder in Desserts ein wahrer Allrounder.

Kardamom

Kardamom reiht sich in die Familie der Ingwergewächse ein und hat eine scharfe und süßliche Note, die das Agni anregt, die Doshas unterstützt, schleimlösend, antibakteriell, entkrampfend, schmerzstillend sowie stimmungsaufhellend wirkt und aus diesem Grund in erster Linie für den Kapha-Typen empfohlen wird. Darüber hinaus hilft Kardamom bei Übelkeit und regelmäßigem Aufstoßen. Außerdem werden Milchprodukte, Tee und Kaffee mit einer Prise Kardamom besser und bekömmlicher verdaulich.

Kreuzkümmel

In der ayurvedischen Küche wird der Samen des Kreuzkümmels in der Regel gemahlen oder aber als ganzer Samen verwendet, der in Ghee geröstet ein wundervolles Aroma entwickelt. Alternativ kann der trockene und ohne Fett geröstete Kreuzkümmel, nachdem er abgekühlt ist, aber auch vor Verwendung, fein gemahlen werden. Grundsätzlich unterstützt Kreuzkümmel das Agni, wirkt blutreinigend, reguliert die Darmflora, unterstützt den Verdauungsapparat und macht scharfe Speisen bekömmlicher.

Koriander

Die bitter und süßlich-scharfe Note des Korianders ist eine der am häufigsten vorkommenden Geschmacksrichtungen in der ayurvedischen Küche. Koriander wird dabei in erster Linie als frisches Kraut oder aber in Form von ganzen, getrockneten oder gemahlenen Samen verwendet. Das Gewürz unterstützt das Verdauungsfeuer, wirkt in den Harnwegen und im Verdauungssystem entzündungshemmend und gleicht alle drei Doshas aus, wird jedoch dem hitzigen Pitta-Naturell besonders empfohlen, da Koriander eine kühlende und ausgleichende Wirkung hat.

Kurkuma

Aufgrund ihrer heilenden Eigenschaften ist Kurkuma auch in Deutschland mittlerweile als Superfood bekannt. In der ayurvedischen Küche gehört der Wurzelstock, der zur Ingwerfamilie gehört, schon seit langer Zeit zu den Klassikern unter den Gewürzen, der für alle drei Naturelle gleich gut geeignet ist. Seine herben, scharfen und bitteren Geschmacksnoten entfalten eine wärmende Wirkung auf den Körper. Aufgrund des in Kurkuma enthaltenen Wirkstoffes Curcumin unterstützt Kurkuma das Verdauungsfeuer und hilft bei Blähungen oder Völlegefühl. Außerdem wird dem Gewürz eine blutreinigende, antiseptische, antibakterielle, krebsvorbeugende und antientzündliche Wirkung nachgesagt. Als gemahlenes Gewürz ist Kurkuma sowohl in Gemüse- und Linsengerichten als auch in Suppen eine wohltuende Zutat.

Nelken

Die scharf-bitteren Nelken sind getrocknete Blütenknospen eines tropischen Gewürzbaumes, die blutreinigend sind, die Verdauung unterstützen, innere Kälte vertreiben und gekaut betäubend bei Zahnschmerzen wirken. Da Nelke ein vielseitig einsetzbares Gewürz ist, kann sie eine Vielzahl an unterschiedlichen Rezepten perfekt abrunden, sie eignet sich insbesondere in nahezu allen schwerverdaulichen Gerichten, wie deftigen Wildgerichten, Sauerkraut und Rotkohl, und findet außerdem als Heilmittel Verwendung.

Safran

Da der Geschmack von hochwertigem Safran sehr intensiv ist, sollte das Gewürz immer vorsichtig dosiert werden. In der ayurvedischen Küche wird Safran als Aphrodisiakum und gleichzeitig als Verjüngungsmittel empfohlen, das auf alle drei Doshas harmonisierend und aufbauend zugleich wirkt. Bevor der Safran dabei zu den Speisen hinzugegeben wird, werden die Fäden zwischen den Fingern zerrieben und in etwas Wasser aufgelöst.

Senfsamen

Senfsamen haben eine scharfe und bittere Geschmacksnote und verleihen insbesondere Linsen- und Gemüsegerichten eine interessante Note. Die Samen, die manchmal eine rotbraune Färbung haben, sind verdauungsfördernd und aufgrund ihrer anregenden Wirkung vor allem für das Kapha-Naturell empfehlenswert. Werden Senfsamen in Ghee oder Pflanzenöl geröstet, beginnen die Samen nach einiger Zeit, zu springen. Aus diesem Grund sollte immer der Deckel auf den Topf gelegt und aufgepasst werden, dass die Samen beim Rösten nicht anbrennen.

Zimt

Zimt zählt zu den ältesten Gewürzen der Welt, der sowohl süßen Nachspeisen als auch herzhaften Gerichten eine angenehm süßliche Note schenkt. Grundsätzlich wirkt Zimt entkrampfend, schleimlösend, verdauungsfördernd und blutreinigend. Außerdem stärkt Zimt das Herz sowie das Verdauungsfeuer und wird in der ayurvedischen Heilkunde bei Diabetes sowie zur Unterstützung der Bauchspeicheldrüse empfohlen.

MEAL-PLANNER

Der in diesem Kapitel **vorgeschlagene Meal-Planner** eignet sich für alle drei Doshas, da die einzelnen Rezepte, die sich im **anknüpfenden Kapitel „Dosha-gerechte Rezeptauswahl" wiederfinden**, ebenfalls auf alle drei Doshas abgestimmt sind. Natürlich dient der Meal-Planner lediglich als Inspiration und einzelne Rezepte können ausgetauscht und an Ihre individuelle Konstitution angepasst werden. Dabei können auch einzelne Zutaten, wie zum Beispiel Obst, Gemüse und Getreidesorten sowie Gewürze, auf Ihr Dosha-Naturell abgestimmt werden.

	Frühstück	**Mittag**	**Abendessen**
Montag	Getreidebrei mit Obst und Gewürzen	Gefüllte Gurken auf Blattspinat	Ofenkürbis
Dienstag	Dosha-spezifisches Frühstück*	Mung-Dal	Ayurvedische Apfel-Kürbis-Suppe
Mittwoch	Apfel-Ingwer-Chutney	Bohnensalat mit Zucchini und Quinoa	Bulgurrisotto mit Gemüse
Donnerstag	Bananenbrot	Ayurvedisches Linsen-Dal mit Brokkoli	Reis mit buntem Gemüse
Freitag	Apfel-Vanille-Porridge	Gemischte Getreidepfanne	Reinigende Gemüsesuppe
Samstag	Hirse-Porridge mit gebratenen Aprikosen	Khichari	Karotten-Ingwer-Suppe
Sonntag	Quinoa-Grünkern-Brei mit Obst	Buntes Gemüse mit Koriandersauce	Linsencurry

Tipp: Frühstück für die individuellen Doshas
Die Frage nach dem Frühstück (siehe Kapitel „Ein Leben im Einklang – Endlich Frühstück – oder lieber nicht?“) unterscheidet sich von Dosha zu Dosha. So bieten die in der Tabelle aufgeführten Rezepte zwar einen guten Anhaltspunkt, sie können jedoch auch gerne weiter personalisiert oder durch Dosha-spezifische Varianten ausgetauscht werden. Wie wäre es also beispielsweise mit einem Frühstücks-Smoothie für Vata, Kurkuma-Frühstücksbrei für Pitta oder Obst mit Cashewnüssen für Kapha?

DOSHA-GERECHTE REZEPTAUSWAHL

QR-Code zu allen doshagerechten Rezepten

Bonus: Der 21-Tage-Ayurveda-Reset

Nachdem Sie auf den letzten Seiten immer tiefer in die Welt des Ayurveda eingetaucht sind und wichtige Hintergrundinformationen und grundlegendes Wissen über die alten vedischen Lehren gelernt haben, ist es nun an der Zeit, eine 21-Tage-Reinigungskur zu starten, um die ayurvedischen Weisheiten auf Ihr eigenes Leben anzuwenden.

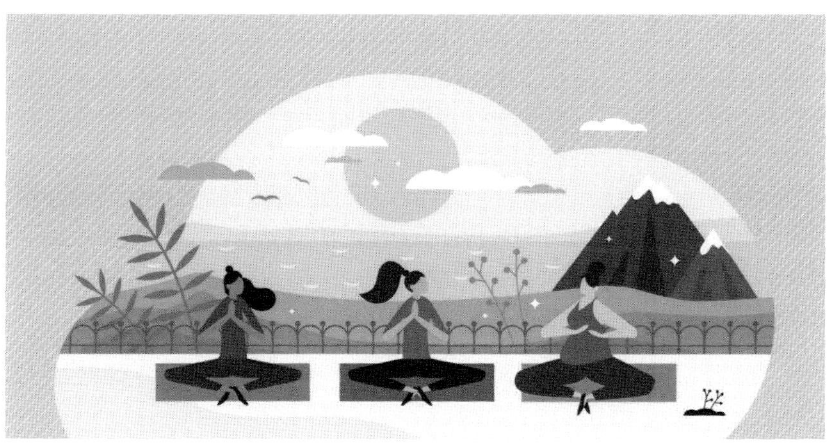

Woche 1

Tag 1 bis Tag 7:

• Auseinandersetzung mit der **Lehre der Doshas**: Kapitel „Ayurvedische Grundlagen" und „Dosha-Störungen & Ungleichgewicht"

• Ermittlung Ihres **individuellen Konstitutionstypen**: Kapitel „Der Dosha-Test"

• Auseinandersetzung mit Ihrem **individuellen Agni**, den **Dhatus**, den **Malas** und den ayurvedischen **Lebensphasen** unter den Aspekten der Dosha-Lehre: Kapitel „Ayurvedische Grundlagen"

• Auseinandersetzung mit den **grundlegenden ayurvedischen Prinzipien**, den ayurvedischen **Geschmacksrichtungen** und der Dosha-gerechten **Ernährung**: Kapitel „Nahrung für Körper, Geist & Seele" und „Endlich Frühstück – oder lieber nicht?"

• Auseinandersetzung mit den **Jahreszeiten**, dem Tag und seinen Energien: Kapitel „Ein Leben im Einklang"

• Anschaffung von **ayurvedischen Gewürzen**: Kapitel „Gewürze"

• Anschaffung von **Dosha-entsprechenden Lebensmitteln**: Kapitel „Dosha-gerechte Ernährung" und „Ayurvedische Küche"

• Auswahl ayurvedischer Rezepte und Erstellung eines **Meal-Planners** bzw. Nutzung der Rezepte und des Planners in diesem Buch: Kapitel „Ayurvedische Küche"

• Herantasten an **Yoga** und erstes Praktizieren von Asanas und Pranayamas: Kapitel „Das Yoga-Manual"

• Kennenlernen **ayurvedischer Routinen**: Kapitel „Ayurvedische Routinen"

• **Achtsamkeitsübungen**: Kapitel „Den Geist zentrieren"

• **Atemübungen**: Kapitel „Der Atem"

• **Meditation**: Kapitel „Meditation"

Woche 2

Tag 8 bis Tag 14:

• ayurvedischer und Dosha-entsprechender **Einkauf**: Kapitel „Dosha-gerechte Ernährung“ und „Ayurvedische Küche“

• Erstellung eines **Meal-Planners** bzw. Nutzung des Planners in diesem Buch: Kapitel „Ayurvedische Küche" -> Anpassung der Ernährung bei eventuellen Dosha-Störungen

• Schaffung eines **Rückzugsortes**: Kapitel „Vata-erhöhende Einflüsse minimieren"

• **Zähneputzen, Zungenreinigung und Gandusha** am Morgen: Kapitel „ayurvedische Routinen"

• **Yoga-Morgenroutine**: Kapitel „Yoga-Morgenroutine"

• Schaffung eines **Ortes für die Yoga-Praxis**: Kapitel „Yoga-Morgenroutine"

• Durchführung von Dosha-entsprechenden **Yogaübungen**: Kapitel „Die Asanas"

• **Achtsamkeitsübungen**: Kapitel „Den Geist zentrieren"

• **Atemübungen**: Kapitel „Der Atem"

• Integration von **Meditation** in den persönlichen Tagesablauf: Kapitel „Meditation"

Woche 3

Tag 15 bis Tag 21:

- **Reflexion** der vorangegangenen Woche und eventuelle **Anpassung** eigener Routinen an die ayurvedische Lebensweise
- ayurvedischer und Dosha-entsprechender **Einkauf**: Kapitel „Dosha-gerechte Ernährung“ und „Ayurvedische Küche“
- Erstellung eines **Meal-Planners** bzw. Nutzung des Planners in diesem Buch: Kapitel „Ayurvedische Küche" -> Anpassung der Ernährung bei eventuellen Dosha-Störungen
- **Zähneputzen, Zungenreinigung und Gandusha** am Morgen: Kapitel „ayurvedische Routinen"
- **Yoga-Morgenroutine**: Kapitel „Yoga-Morgenroutine"
- Durchführung von Dosha-entsprechenden **Yogaübungen**: Kapitel „Die Asanas"
- **Achtsamkeitsübungen**: Kapitel „Den Geist zentrieren"
- **Atemübungen**: Kapitel „Der Atem"
- **Meditation**: Kapitel „Meditation"

Der Weg zu einem gesundem Leben

Die jahrtausendealte indische Heilkunst des Ayurveda ist das älteste überlieferte Gesundheitssystem der Welt, welches das Wissen bzw. die Wissenschaft des Lebens in seiner gesamten Reichweite bezeichnet. Dabei beschränkt sich die ganzheitliche Gesundheits-, Heil- und Lebenskunde nicht einzig und allein auf naturwissenschaftliche Forschungen und den rationalen Erkenntnisgewinn, sondern bezieht darüber hinaus auch mentale und spirituelle Erfahrungswerte ein. Ziel des ayurvedischen Naturheilsystems ist es, Körper, Geist und Seele durch natürliche Methoden und Mittel ins Gleichgewicht zu bringen und Krankheiten nicht nur vorzubeugen, sondern diese auch (wenn nötig) zu heilen.

Aus historischer und geographischer Perspektive lassen sich die Wurzeln des Ayurveda bis in die Zeit der vedischen Kulturepoche Altindiens zurückverfolgen. Nichtsdestotrotz sind die alten ayurvedischen Texte zeitlos, universell und gegenwärtig. Dadurch gelingt es dem Ayurveda, eine Brücke zwischen den alten Traditionen und den Bedürfnissen unserer heutigen modernen Welt zu schlagen, den Menschen aus einem individuellen Blickwinkel zu betrachten, auf unsere persönlichen Bedürfnisse, Neigungen und Abneigungen einzugehen und im Zuge dessen die ayurvedischen Empfehlungen ganzheitlich in unser alltägliches Leben zu integrieren. Begeben Sie sich mithilfe von Ayurveda auf den Weg zu einem gesundem Leben!

Glossar

Agni: Verdauungsfeuer, beschreibt die Kraft, die sich maßgeblich auf unsere Lebensenergie und Lebenslänge auswirkt; auch: Feuergott bzw. Feuerform des göttlichen in der hinduistischen Religion

Ama: Giftstoffe und Stoffwechselschlacken, die sich im Körper ansammeln und die gesunde Funktionsweise von Geist und Körper behindern

Artha: eines der vier fundamentalen Lebensziele des Ayurveda; symbolisiert die Sicherheit, die materielle Bequemlichkeit zu besitzen, die wir benötigen, um mit Leichtigkeit durchs Leben zu gehen

Asanas: Yogaübungen, Umgang mit dem Körper, Körperübungen, Bedeutung im Sanskrit: „Sitz" oder „Körperhaltung"

Ayurveda: jahrtausendealte indische Heilkunst und ältestes überliefertes Gesundheitssystem der Welt; sinngemäße Übersetzung: das Wissen vom Leben, das Wissen bzw. die Wissenschaft des Lebens in seiner gesamten Reichweite

Ayu: Leben

Ayus: langes Leben, lange Zeit, Lebensspanne

Charaka Samhita: traditionelle ayurvedische Literatur, ältester erhaltener ayurvedischer Text

Dharma: eines der vier fundamentalen Lebensziele des Ayurveda, wahrer Lebenszweck bzw. die ethische Grundlage, nach der wir leben, die uns einen Sinn gibt und uns erfüllt

Dhatus: verschiedene Körpergewebe, tragende Struktur

Doshas: höchst dynamische Kräfte, Bioprogramme und die wichtigsten Prinzipien der ayurvedischen Lehre, repräsentieren die Grundmuster der Natur; jeder Mensch kommt mit einer ganz eigenen und individuellen Dosha-Verteilung auf die Welt, die sich jedoch im Laufe des Lebens verändern kann, drei Doshas: Vata, Pitta und Kapha

Gandusha: ayurvedisches Ölziehen zur Stärkung von Zähnen und Zahnfleisch

Gunas: ayurvedische Bezeichnung für „Eigenschaften" (z. B. persönliche Eigenschaften eines Menschen)

Kama: eines der vier fundamentalen Lebensziele des Ayurveda; bezieht sich auf das Vergnügen, das die menschlichen Verhaltensweisen antreibt

Kapha: eines der drei grundlegenden Doshas; Prinzip der Stabilität und Struktur, repräsentiert die Elemente Wasser und Erde

Leib-Seele-Dualismus: dualistische Theorie; besagt, dass Leib und Seele zwei voneinander getrennte, aber wechselwirkende Einheiten darstellen

Makrokosmos: Welt des riesig Großen

Malas: Abfallstoffe

Mantras: *heilige Silbe*; wiederholte Klänge und Klangformen zur Beruhigung und Fokussierung des Geistes sowie zur Heilung der Seele, z. B. „Om" oder „Aum"

Meditation: spirituelle Praxis, die durch Übungen veränderte Bewusstseinszustände sowie Tiefenentspannung erreichen kann

Mikrokosmos: Welt des winzig Kleinen

Moksha: eines der vier fundamentalen Lebensziele des Ayurveda; repräsentiert unsere wahre Natur und beschreibt das, was wir wirklich sind

Ojas: feinstes Stoffwechselendprodukt, essenzielle Lebensessenz; zuständig für den körperlichen Energiehaushalt und die Kommunikation zwischen den sieben Dhatus, stärkt die körperliche Abwehrkraft, stellt eine Verbindung zwischen Körper und Geist dar

Pathya: gesunde ayurvedische Ernährung

Pitta: eines der drei grundlegenden Doshas; Prinzip der Umwandlung und Energiegewinnung, repräsentiert die Elemente Wasser und Feuer

Philosophie der Samkya: ganzheitliche Denkweise, die den Menschen als einen Mikrokosmos innerhalb eines Makrokosmos, also als einen kleinen, aber ganzen und untrennbaren Bestandteil des Universums, betrachtet

Prakriti: grundlegende Verhaltens- und Handlungsweisen; Reaktionen und die innere Identität eines Menschen, beschreibt unsere ureigene Grundkonstitution

Prana: Lebensenergie

Pranayama: die bewusste und achtsame Wahrnehmung, Vertiefung, Regulierung sowie Steuerung der Atmung, wörtliche Übersetzung: die Lebensenergie bewusst zu kontrollieren und die Atmung zu vertiefen

Rasa: ayurvedische Geschmacksrichtungen

Samatha-Meditation: Geistesruhe-Meditation

Sanskrit: Sprache der vedischen Hochkultur, in der auch die Lehrbücher des Ayurveda geschrieben sind

Sonnengruß: Surya Namaskar; fließende und perfekt aufeinander abgestimmte Abfolge von verschiedenen Asanas, die den gesamten Körper bewegen, aufwärmen und aktivieren

Tantras: Übung oder Lebensweg, der die schlafende sexuelle Kraft anregt und erweckt, die im Becken sitzt

Tridosha-System: ein die drei Doshas betreffendes System; Summe aus Vata, Pitta und Kapha

Vata: eines der drei grundlegenden Doshas; Prinzip der Bewegung und Veränderlichkeit, repräsentiert die Elemente Luft und Äther

Veda: universeller Ursprung jeder Ordnung in der Natur; vollständiges und zeitloses Wissen; Wissenschaft

Vikriti: Gegenteil von Prakriti; bedeutet Veränderung und Krankheit, ungesunder Zustand des Ungleichgewichts, der mit subjektiven Symptomen des Unwohlseins einhergeht

Vipassana-Meditation: Einsichtsmeditation; die Dinge so sehen, wie sie wirklich sind

Yoga: jahrtausendealte indische philosophische Lehre und praktisches Übungssystem, das Körper und Geist zusammenbringt

Zazen-Meditation: Meditation im Sitzen